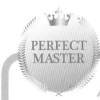

PERFECT
MASTER

歯科国試
パーフェクトマスター

歯科薬理学

柏俣正典・田島雅道 著

第**2**版

JN003075

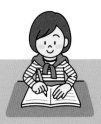
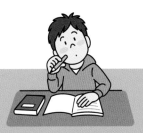

医歯薬出版株式会社

執筆者一覧

朝日大学歯学部口腔感染医療学講座歯科薬理学分野

柏俣正典

朝日大学歯学部口腔感染医療学講座歯科薬理学分野

田島雅道

本書中のマークの見方

Check Point	：各章の最も大切な項目
よくでる	：歯科医師国家試験や歯科衛生士国家試験に頻出の内容
CHECK!	：必ず押さえておきたい重要ポイント
	：大切なキーワード，キーポイント
	：理解を助ける補足
コラム	：著者からのアドバイス

はじめに

　薬理学は生体分子と薬物の相互作用を科学する学問である．近年の分子生物学的解析手法の進歩にともない，薬物の標的受容体や酵素，細胞内情報伝達機構および遺伝情報の詳細が分子レベルで解明され，新しい作用メカニズムによって効果を発揮する薬物や，有害作用を回避する薬物が目覚ましい勢いで誕生してきている．

　一方，歯科医療の現場では，薬物による治療が欠かせないものになっている．超高齢社会の到来によって，患者は他科での薬物治療を受けていることが多い．歯科医師には，これらの患者に対して歯科医療で薬物を安全に使用できる十分な知識が求められる．すなわち薬物の作用機序はもとより，薬物の体内動態，薬物の有害作用，適用上の注意および効果に影響をおよぼす因子などについて総合的に理解していなくてはならない．

　歯科薬理学の領域では，上述の「歯科医師に求められる薬物の知識」を学び，薬の安全な使用が実践できることを到達目的とする．本書は歯科薬理学のエッセンスをできる限り要約し，多くの図表を用いてまとめたものである．また，社会情勢の変化にともない変更されている，歯科医師国家試験出題基準，歯学教育モデル・コア・カリキュラムなどに沿った内容で構成されている．

　歯科薬理学と口腔生理学，口腔病理学，口腔生化学などの基礎系科目，さらに臨床系各科とのかかわりについて理解し，歯科医師国家試験の対策のために本書をご活用されることを強く願う．

2023 年 1 月

柏俣正典

歯科国試パーフェクトマスター

歯科薬理学 第2版 目次

(*は「必修の基本的事項」でもある)

執筆担当 Chapter 1〜9:柏俣正典,10〜18:田島雅道

Chapter 1

薬物療法の種類と特徴

Check Point

・薬物療法(原因療法, 対症療法, 補充療法, 予防療法)を理解する.
・薬物療法の例をあげて説明できる.

Ⅰ. 薬物療法の種類 ◎よくでる

1) 原因療法
・病気の原因となるものを取り除いて治療する療法である.
・抗感染症薬(抗菌薬, 抗ウイルス薬, 抗真菌薬など), 抗腫瘍薬, 解毒薬
による治療が該当する.

2) 対症療法
・病気に伴って発症する不快症状を軽減して治癒を期待する療法である.
・抗炎症薬, 解熱性鎮痛薬, 抗高血圧薬などの多くの薬物治療がこれに該
当する.

3) 補充療法
・生体の恒常性維持に必要なホルモン, ビタミンおよび微量元素が欠乏し
て発生する病気に対して不足物質を補充する治療法である.
・糖尿病に対するインスリン注射液, 甲状腺機能低下症(橋本病)に対する
甲状腺ホルモン製剤および味覚異常に対する亜鉛製剤の投与などがこれ
に該当する.

4) 予防療法

・病気の発生をあらかじめ抑える目的で用いる療法である.

・インフルエンザの発症を抑えるワクチン,結核予防のBCGワクチン,ウイルス性肝炎ワクチンおよび血栓症の予防のための抗血栓薬の投与などがある.

薬物療法	療法の目的	治療例
原因療法	病気の原因を取り除く	アシクロビルによる口唇ヘルペスの治療
対症療法	病気の不快症状を軽減する	ニフェジピンによる本態性高血圧の治療
補充療法	ホルモンやビタミンを補充する	ビタミンB_{12}によるハンター(Hunter)舌炎の治療
予防療法	病気の発生をあらかじめ抑える	インフルエンザワクチンによるインフルエンザの予防

Chapter 2
薬物の作用部位・作用機序 *

Check Point

・受容体を介する作用を理解する.
・薬物受容体の種類と特徴を説明できる.
・受容体を介さない作用を理解する.
・膜輸送体, 酵素, 細胞膜への作用薬などについて説明できる.

I. 薬物受容体とは

A 受容体の性質

受容体は細胞膜あるいは細胞質に存在しており, 共通した性質をもっている.

性質	特性
結合特異性	結合する薬物の化学構造を認識
高分子タンパク質	複数のサブユニットから構成されるなどの複雑な構造
情報伝達機構の存在	特別な情報伝達機構やセカンドメッセンジャーが関与
競合的拮抗薬の存在	受容体の作用を拮抗するものや部分拮抗薬の存在
微量の薬物を認識	微量で効果を発揮

B 薬物受容体の種類

薬物受容体は, 細胞膜に存在するもの3種類(Gタンパク質共役型, 酵素共役型, イオンチャネル内蔵型), 細胞質・核内に存在するもの1種類(細胞質・核内型)が知られている.

1）Gタンパク質共役型受容体

　Gタンパク質とはα，β，γの3種類のサブユニットで構成される三量体タンパク質で，そのうちのαサブユニットにはGTP結合部位があるため"Gタンパク質"と命名された．薬物がGタンパク質共役型受容体に結合すると受容体とGタンパク質の親和性が高まり会合し，αサブユニットに結合しているGDPがGTPと置き換わる．この結果，Gタンパク質は解離してαサブユニットと$\beta\gamma$サブユニットに分かれる．解離したαサブユニットと$\beta\gamma$サブユニットは，活性型分子として細胞膜の内側表面を拡散して効果器の活性化を起こし，生体反応を惹起する．

　αサブユニットはGTPase活性を有しており，結合しているGTPをGDPに変換して，Gタンパク質を不活性型に戻す．不活性化したαサブユニットは$\beta\gamma$サブユニットと再結合して，静止状態となり反応が終息する．Gタンパク質のαサブユニットによって活性化する効果器とシグナルには，

①G_{as}：アデニル酸シクラーゼ（AC）の活性化によって，cAMPの細胞内濃度上昇を介してプロテインキナーゼC（PKC）を活性化させる経路

②$G_{ai/0}$：ACの活性の抑制によって，cAMPの細胞内濃度を下降させてPKC活性を抑制させる経路

③$G_{aq/11}$：ホスホリパーゼC（PLC）が活性化することによって，ジアシルグリセロール（DG）あるいはイノシトール1, 4, 5-三リン酸（IP$_3$）の産生を亢進させて，PKCを活性化あるいはCa^{2+}の細胞濃度を上昇させる経路

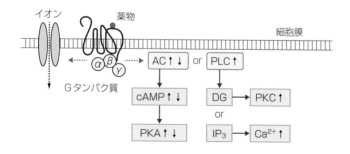

が知られている．さらに，$\beta\gamma$サブユニットには，

④直接K^+チャネルやCa^{2+}チャネルなどを調節する経路がある．

Gタンパク質		反応経路	受容体
①	$G_{\alpha s}$	AC → cAMP 活性上昇	アドレナリン（β_1，β_2） ヒスタミン（H_2）など
②	$G_{\alpha i/0}$	AC → cAMP 活性低下	アドレナリン（α_2） オピオイド（μ, δ, κ） $GABA_B$受容体など
③	$G_{\alpha q/11}$	PLC → IP_3＋DG → PKC	アドレナリン（α_1） ヒスタミン（H_1） ムスカリン（M_1，M_2）など
④	$G_{\beta\gamma}$	K^+チャネルやCa^{2+}チャネルを調節	すべてのGタンパク質共役型受容体

2) イオンチャネル内蔵型受容体

通常，4つあるいは5つの
サブユニットから構成される
膜貫通型構造をしており，細
胞外の薬物結合ドメインに薬
物が結合することによって，
受容体を構成するサブユニッ
ト構造が変化してチャネルが

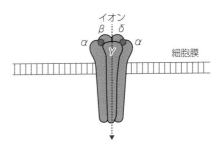

開く．ニコチン性Ach受容体は5つのサブユニット［α（×2），β，γおよ
びδサブユニット］で構成され，2つのαサブユニットにAch結合部位がある．
受容体が活性化するには2つの結合部位にAchが結合しなければならない．

3) 酵素共役型受容体

一本鎖の高分子タンパク質
の受容体で，細胞膜を1か所
で貫通しており，細胞外に薬
物の結合ドメイン，細胞内に
はさまざまな機能をもつドメ
インが存在している．受容体

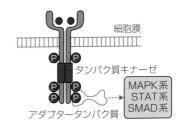

が活性化すると受容体の二量体化が起こり，細胞内のキナーゼドメインが

チロシン残基のリン酸化を起こす．リン酸化チロシン残基には細胞内のアダプタータンパク質が結合して複数のシグナルを活性化させる．

4) 細胞質・核内受容体

　薬物と結合前の受容体は細胞質中に存在しており，熱ショックタンパク質などと複合体を形成している．薬物と結合した後の受容体は二量体を形成し，核内に移行して転写反応を調節する．この際，転写反応は促進あるいは抑制される．すなわち特異的なmRNAの合成を増加させるものと減少させるものとがある．

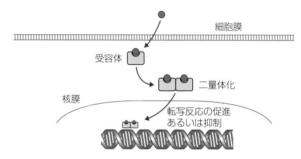

受容体のタイプ	代表例
Gタンパク質共役型	アドレナリン受容体 ムスカリン性Ach受容体 $GABA_B$受容体など
イオンチャネル内蔵型	ニコチン性Ach受容体 $GABA_A$受容体 NMDA受容体など
酵素共役型	インスリン受容体 細胞成長因子受容体 サイトカイン受容体など
細胞質・核内	ステロイドホルモン受容体 甲状腺ホルモン受容体など

🅒 重要な受容体作用薬 🎯 よくでる

1）末梢神経系への作用薬

　末梢神経は自律神経と体性神経に区別される．これらのうち，遠心性神経の自律神経（交感神経系と副交感神経系）と運動神経系の模式図を示す．

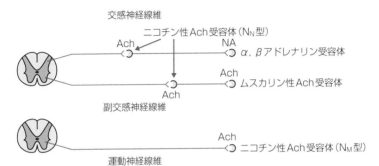

自律神経系と運動神経系の模式図

交感神経と副交感神経

臓器	交感神経	副交感神経
瞳孔	散瞳（瞳孔拡大）	縮瞳（瞳孔縮小）
心臓	亢進	抑制
末梢血管	収縮	拡張
骨格筋血管	拡張	収縮
気管支平滑筋	拡張	収縮
気管支分泌	±	促進
消化液分泌	±	促進
肝グリコーゲン	分解亢進（血糖上昇）	合成促進（血糖低下）
唾液	粘稠性唾液分泌促進	漿液性唾液分泌促進

(1)代表的カテコラミンと受容体作用

アドレナリン，ノルアドレナリンおよびイソプレナリンが有するα_1，α_2，β_1およびβ_2作用に差がみられる．

受容体 (標的組織)	α_1受容体 (血管平滑筋)	α_2受容体 (シナプス前膜)	β_1受容体 (心筋)	β_2受容体 (気管・腸・血管平滑筋)
アドレナリン	強い	強い	強い	強い
ノルアドレナリン	強い	強い	強い	弱い
イソプレナリン	ない	ない	強い	強い

(2)アドレナリン受容体作用薬と抗アドレナリン薬

受容体	アゴニスト(作用薬)	アンタゴニスト(拮抗薬・遮断薬)
α	—	フェントラミン
α_1	フェニレフリン	プラゾシン
α_2	クロニジン	ヨヒンビン
β	イソプレナリン	プロプラノロール
β_1	ドブタミン	アテノロール
β_2	サルブタモール	ブトキサミン

(3)コリン受容体作用薬と抗コリン薬

受容体	アゴニスト	アンタゴニスト
ムスカリン	アセチルコリン ピロカルピン ベタネコール セビメリン	アトロピン スコポラミン
ニコチン(N_M)	アセチルコリン	パンクロニウム ベクロニウム

2)ヒスタミン受容体拮抗薬

ヒスタミン受容体拮抗薬はヒスタミンとその受容体の結合を競合的に阻害する．受容体のサブタイプに対応してH_1受容体拮抗薬(抗ヒスタミン薬：H_1遮断薬)とH_2受容体拮抗薬(H_2遮断薬)が存在する．

受容体	代表的薬物	特徴
H₁拮抗薬	ジフェンヒドラミン，クロルフェニラミン，ロラタジン，ケトチフェン	アレルギー性炎症（蕁麻疹や搔痒など）を抑制，動揺病に有効，眠気や口渇を誘発，前立腺肥大症に投与は禁忌
H₂拮抗薬	シメチジン，ファモチジン，ラニチジン	胃酸分泌を抑制，シメチジンはシトクロムP-450の阻害により薬物相互作用を誘発

作用部位・作用機序

3) ベンゾジアゼピン系薬

中枢神経のGABA_A受容体のベンゾジアゼピン結合部位に特異的に結合してGABAとの親和性を高め，抑制性神経伝達物質のGABAの作用を増強する．その結果，抗不安薬，鎮静薬，抗けいれん薬，睡眠薬および筋弛緩薬として利用される．局所麻酔薬中毒によるけいれんの治療にも用いられる．

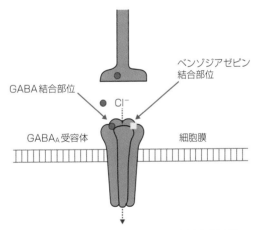

GABA_A受容体とベンゾジアゼピン結合部位（受容体）

受容体	アゴニスト	アンタゴニスト
ベンゾジアゼピン	トリアゾラム ニトラゼパム フルラゼパム	フルマゼニル

Ⅱ. イオンチャネルへの作用薬

1) Ca²⁺チャネル阻害薬

(1) カルシウム拮抗薬：ベラパミル，ジルチアゼム，ニフェジピンなど

　血管平滑筋のL型Ca^{2+}チャネルは細胞外のCa^{2+}を流入させて血管収縮を促す．L型Ca^{2+}チャネルの阻害薬は血管の収縮を抑制して降圧作用を現す．

(2) 神経障害性疼痛治療薬：プレガバリン

　プレガバリンは知覚神経C線維の神経終末にあるCa^{2+}チャネル（$\alpha 2\delta$サブユニット）に作用して疼痛治療効果を現す．

2) Na⁺チャネル阻害薬：リドカインなど

　局所麻酔薬（エステル型，アミド型ともに）は知覚神経のNa^+チャネルを阻害し，活動電位の発生を抑制して効果を発揮する．

局所麻酔薬	薬物	特徴
エステル型	コカイン プロカイン テトラカイン アミノ安息香酸エチル	血漿中のエステラーゼで迅速に分解，アレルギーを起こしやすい．あまり使われていない．
アミド型	リドカイン メピバカイン プロピトカイン ブピバカイン ジブカイン	肝臓のアミダーゼで分解．リドカインは不整脈の治療にも使用される．使用頻度が高い．

CHECK!

痛覚を伝達する一次ニューロンの神経終末からは痛みの神経伝達物質（グルタミン酸やサブスタンスP）が放出される。この放出は電位依存性Ca²⁺チャネルによるCa²⁺の細胞内流入によって起こる。プレガバリンは電位依存性Ca²⁺チャネル（α2δサブユニット）に結合してその働きを阻害する薬物であり、神経障害性疼痛（神経圧迫や帯状疱疹ウイルスなどの痛み）に有効である。

作用部位・
作用機序

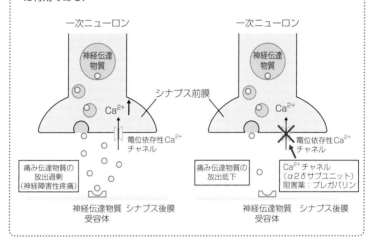

Ⅲ. 酵素への作用薬 🌱 よくでる

1) コリンエステラーゼ阻害薬：ネオスチグミン，フィゾスチグミンなど

　コリン作動性シナプスに存在するコリンエステラーゼを阻害することによって，シナプス間隙のAchの濃度を高めて間接的にAch作用を増大させる（間接型コリン作用薬）。異なるコリン作動性シナプスであるムスカリン性とニコチン性の両者のAch作用の増大がみられる。

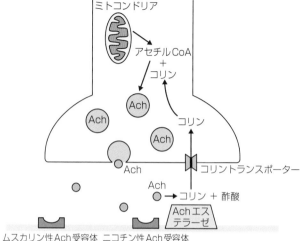

アセチルコリン作動性神経とコリンエステラーゼ

2) アンジオテンシン変換酵素 (ACE) 阻害薬：カプトプリル，エナラプリル

レニン‒アンジオテンシン‒アルドステロン系は昇圧代謝系として機能している．アンジオテンシン変換酵素（ACE）はアンジオテンシン I を活性型のアンジオテンシン II に変換する酵素であり，ACE 阻害薬は降圧薬として用いられる．

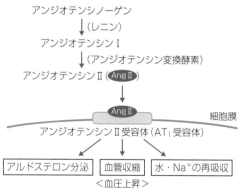

レニン‒アンジオテンシンの昇圧システム

3) アルデヒド脱水素酵素(ALDH)阻害薬：ジスルフィラム

アルコールは主に肝臓に存在するアルコール脱水素酵素(ADH)で代謝され，有毒なアセトアルデヒドに分解される．血中アセトアルデヒドが高濃度になると中毒症状(顔面紅潮，頭痛，悪心，嘔吐など)が出現する．アセトアルデヒドは肝臓に存在するアルデヒド脱水素酵素(ALDH)によって代謝され，酢酸に分解される．嫌酒薬(ジスルフィラム)はALDHを阻害する薬物である．

ジスルフィラムを投与後に少量のエチルアルコールを摂取すると，体内のアセトアルデヒドが蓄積して高濃度になり，中毒症状を呈する．この症状を経験することによって嫌酒作用を現す．一部のセフェム系抗菌薬(セフメタゾールなど)はジスルフィラム様の作用を有しており，服用後の飲酒によって悪心などの中毒症状を発症することがある．

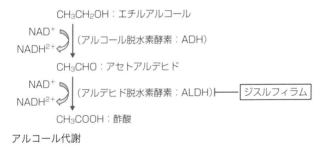

アルコール代謝

IV. 輸送体(トランスポーター)への作用薬

1) H^+, K^+-ATPase (プロトンポンプ) 阻害薬：オメプラゾール

プロトンポンプは，H^+，K^+-ATPaseがK^+-Cl^-の共輸送体とCl^--HCO_3^-の対向輸送体とともに働くことで，胃壁細胞が胃内腔に塩酸(H^+とCl^-)を分泌している．H^+, K^+-ATPase阻害薬は胃酸の分泌を抑制して胃内の酸性度を低下させる．胃潰瘍と十二指腸潰瘍，出血性潰瘍，胃食道逆流性疾患の治療に用いられる．また，ピロリ菌除菌の補助薬としてアモキシシリン，クラリスロマイシン，メトロニダゾールなどと併用される．

作用部位・作用機序

2) モノアミントランスポーター阻害薬 🎯 よくでる

　モノアミンとはセロトニン（5-HT），ドパミン，ノルアドレナリン（NA），アドレナリンおよびヒスタミンなどの神経伝達物質の総称である．NAや5-HT作動性神経終末からは活動電位に依存してNAや5-HTが放出され，シナプス後膜の受容体と結合して生理機能を維持している．うつ病は脳内のNAや5-HTの神経伝達機能の低下が起因していると考えられている（アミン仮説）．抗うつ薬は，神経終末から放出されたNAや5-HTをシナプス前神経終末に再取り込みするNAトランスポーターや5-HTトランスポーター（モノアミントランスポーター）を阻害し，シナプス間隙のNAや5-HTの濃度を高め，これらの作動性神経の機能を回復させて，うつ症状を改善する．

　抗うつ薬は，交感神経節後線維終末のNAトランスポーターを同様に阻害する．そのため，抗うつ薬を服用している場合，局所麻酔薬に含まれるアドレナリンの作用が増強し，著しい血圧上昇や心拍数増加を生じさせることがある．

抗うつ薬	薬物
三環系抗うつ薬（非選択的セロトニン・ノルアドレナリン取込み阻害薬）	イミプラミン，アミトリプチリン
セロトニン・ノルアドレナリン再取り込み阻害薬（SNRI）	ミルナシプラン
選択的セロトニン再取り込み阻害薬（SSRI）	フルボキサミン，パロキセチン

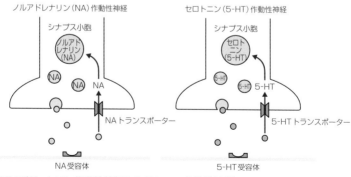

ノルアドレナリン作動性神経とセロトニン作動性神経

Chapter 3

薬物動態*(吸収・分布・代謝・排泄)

薬物動態

Check Point

・薬物の生体膜通過を理解する.
・薬物動態の各過程(吸収, 分布, 代謝, 排泄)を理解する.
・薬物動態の各種パラメータ(分布容積, 生物学的利用率, 生物学的半減期, クレアチニンクリアランスなど)を説明できる.

I. 薬物の生体膜通過の様式

薬物が生体内を移動する経路には生体膜が存在しており, 吸収, 分布, 代謝および排泄の各過程を制限している. 薬物が生体膜を通過する様式には, 受動拡散, 能動輸送および膜輸送などがある.

A 受動拡散 ◉よくでる

薬物が濃度勾配にしたがって拡散することにより, 生体膜を通過する現象である. 薬物の状態によって生体膜通過のしやすさに違いがある.

	通過しやすい	通過しにくい
薬物の状態	脂溶性	水溶性
	非イオン型*	イオン型*
	タンパク質遊離型	タンパク質結合型
	低分子量	高分子量

(*→p.16参照)

CHECK!

受動拡散による生体膜通過に影響を及ぼすイオン型薬物と非イオン型薬物の化学平衡の現象はHenderson-Hasselbachの式で理解できる.

●酸性薬物の場合

酸性の性質を呈する薬物の場合，溶液中では一部がマイナスイオンに電荷したイオン型薬物になる．この反応は平衡状態となっている.

$$HA \rightleftharpoons A^- + H^+$$
　　　　　　　　　　HA：非イオン型薬物
　　　　　　　　　　A^-：イオン型薬物

溶液が酸性に傾くと平衡は左側に進む（[HA] > [A^-]）．逆に塩基性に傾くと平衡は右側に進む（[HA] < [A^-]）.

●塩基性薬物の場合

塩基性の性質を呈する薬物の場合，溶液中では一部がプラスイオンに電荷したイオン型薬物になる．この反応は平衡状態となっている.

$$BH^+ \rightleftharpoons B + H^+$$
　　　　　　　　　　B　：非イオン型薬物
　　　　　　　　　　BH^+：イオン型薬物

溶液が酸性に傾くと平衡は左側に進む（[BH^+] > [B]）．逆に塩基性に傾くと平衡は右側に進む（[BH^+] < [B]）.

Henderson-Hasselbachの式で表される酸塩基平衡

B 能動輸送

薬物がエネルギー（ATP）を消費して，濃度勾配には無関係に生体膜を通過する現象である．能動輸送には生体膜上に存在する薬物トランスポーター（P糖タンパク質など）が関与している.

C 膜輸送

高分子薬物が生体膜を通過するとき，細胞膜がエンドサイトーシスやファゴサイトーシスなどによって薬物を取り込み，さらに開口分泌によって細胞外へ放出されて生体膜を通過する現象である.

Ⅱ. 薬物動態

A 吸収過程

薬物の投与部位から血中への移行の過程をいう.

1) 投与部位からの薬物吸収

投与部位から吸収された薬物が全身循環に移行するには生体膜を通過する必要がある. ほとんどの薬物は受動拡散の原則によって生体膜を通過して吸収される.

2) 経口投与 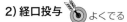 よくでる

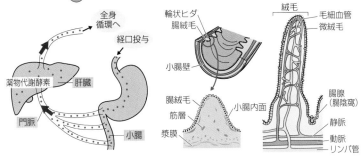

薬物の消化管吸収と初回通過効果

経口投与された薬物は腸絨毛下の毛細血管に移行する. この際, 腸粘膜上皮で構成された生体膜を通過することになる. 消化管から吸収された薬物は, 門脈経路を通過して肝臓に運ばれる. 肝臓には薬物代謝酵素が存在しており, 薬物は全身循環に移行する前に薬物代謝酵素によってその一部が分解されてしまうことがある. この現象を**初回通過効果**とよんでいる.

つまり初回通過効果によって, 経口投与された薬物の一部が全身循環に移行する前に消失し, 薬効を減弱させてしまう. 初回通過効果は経口投与だけでみられる現象である. 経口投与しても吸収されない薬物や, 吸収の過程で代謝酵素により失活してしまう薬物は生物学的利用率が低く十分な効果を示さない.

経口投与で吸収されない薬物および代謝酵素により失活する薬物

薬物の性質		具体例
吸収されない薬物	第四級アンモニウム塩	d-ツボクラリン，スキサメトニウム，パンクロニウム，ネオスチグミン，アセチルコリンなど
	ペプチド	インスリン，カルシトニン，オキシトシン，成長ホルモンなど
	ムコ多糖	ヘパリン
代謝酵素により失活する薬物（初回通過効果による分解）		ニトログリセリン，ベンジルペニシリン，性ホルモン，リドカイン，カテコラミン

B 分布過程

血管内へ移行した薬物が血管外の組織や細胞へ移行する過程をいう．

1) 血中内での存在の様式

血中の薬物は，その一部分が血漿中のタンパク質（アルブミン：66 kDaやα_1-酸性糖タンパク質：44 kDa）と結合した状態で存在している．薬物とタンパク質の結合は可逆的であり，化学平衡が成り立っている．すなわち薬物は血中で遊離型と結合型の2つのタイプで存在している．

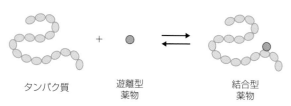

タンパク質 ＋ 遊離型薬物 ⇄ 結合型薬物

薬物の分布様式：結合型薬物と遊離型薬物

遊離型薬物の特徴	結合型薬物の特徴
薬効を示す	薬効がない
血管外へ移行する	血管外へ移行しない
代謝される	代謝されない
排泄される	排泄されない

CHECK!

分布過程における遊離型薬物と結合型薬物の存在比は変化する．たとえば，アルブミンは肝臓で生合成されるタンパク質のため，肝機能が低下すると産生能が低下する．肝機能障害で血清アルブミンが減少している場合は遊離型薬物が増加し，薬物の効果が増強する．

2) 血液－組織関門

血液中の成分が透過しにくくなっている組織が存在している．これらの組織は特別な構造をもった関門とよばれるものである．血液脳関門，血液脳脊髄液関門，血液胎盤関門および血液睾丸関門がある．

C 代謝過程

薬物を失活させて排泄に必要な化学変化を受ける過程をいう．

1) 薬物代謝

薬物代謝は，主に肝臓で行われる．第1相反応と第2相反応とよばれる反応が知られている．第1相反応と第2相反応は薬物代謝の過程で独立しており，薬物によっては第1相反応のみの代謝を受けて体外に排泄されるものや，第2相反応のみの代謝で排泄されるもの，あるいは代謝を受けずに未変化体のまま排泄されるものなどがある．

肝薬物代謝	反応の種類
第1相反応	酸化反応，還元反応，加水分解反応
第2相反応	グルクロン酸抱合，グルタチオン抱合，アミノ酸抱合，硫酸抱合

2) シトクロムP-450 よくでる

酸化反応を触媒する薬物代謝酵素で，基質特異性の異なる複数の分子種からなる酵素群を**シトクロムP-450（CYP）**という．シトクロムP-450はヒトではおよそ50種類の分子種があることが報告されている．それぞれの分子種はCYP1A1のように，CYPにつづくファミリーの数字，サブファミリーのアルファベット，分子種番号の数字で表す．薬物が酸化修飾

を受けると活性の消失と水溶性の増加が起こる.

(1) シトクロムP-450誘導

ある種の薬物を投与すると複数のシトクロムP-450が誘導されることが知られている.その結果,ある種の薬物の代謝速度が増加して薬効の減弱が起こる.抗てんかん薬のフェノバルビタール,抗結核薬のリファンピシンおよび喫煙習慣などによって誘導が起こる.

(2) シトクロムP-450阻害

シトクロムP-450を阻害する薬物も知られている.マクロライド系抗菌薬のエリスロマイシン,アゾール系抗菌薬のイトラコナゾール,H_2拮抗薬のシメチジンおよびグレープフルーツジュースに含まれるフラノクマリン類がシトクロムP-450の活性を阻害する.その結果,ある種の薬物の排泄が減少して効果が増強する(ワルファリン,テオフィリン,ベンゾジアゼピン系薬,カルシウム拮抗薬など).

D 排泄過程

体内の薬物を体外へ移動させる過程をいう.

1) 尿中への排泄

代謝過程によって,水溶性に変化した薬物が腎臓で尿中に排泄される.

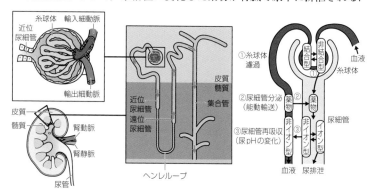

腎臓における薬物排泄機構
(現代歯科薬理学 第5版,p.65.ほかを基に作成)

薬物動態

(1) 糸球体濾過

　腎血流に依存した圧力差による物質移動で，血漿タンパク質と結合していない遊離型薬物が濾過される．

(2) 尿細管分泌

　尿細管に存在するトランスポーターによる物質移動で，タンパク質との結合には無関係である．特定の薬物がトランスポーターによって輸送される．ペニシリン類，プロベネシド，モルヒネ，プロカインなどがある．

(3) 尿細管再吸収

　受動拡散による原尿から血流への再吸収である．非イオン型薬物の移動がみられることから，尿のpHに依存して再吸収率が変化する．

 コラム：クレアチニンクリアランス

　筋肉のエネルギー産生に重要な物質であるクレアチンの代謝産物のクレアチニンは，生体内で一定量産生され，腎臓から排泄される．クレアチニンは糸球体で濾過されるが尿細管での分泌や再吸収はほとんどされないことから，血液中と排泄尿中のクレアチニン濃度から腎臓の糸球体濾過量（GFR）を求めることができる．クレアチニンクリアランスは腎機能を評価できる検査値である．

Ⅲ. 薬物動態パラメータ　よくでる

1) 分布容積

　血中薬物濃度（Cmg/mL）と投与薬物量（Xmg）から薬物が溶解している容積（分布容積Vd＝X/C）を求めることで，理論上の薬物分布の状態を表す．薬物の組織内移行性を表すことができる．また，体内の薬物量と血中濃度との関連の比例定数（X＝V×C）であることから，目的の血中濃度に到達できる投与量を求める際に利用できる．

薬物動態

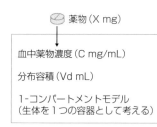

血中薬物濃度（C mg/mL）

分布容積（Vd mL）

1-コンパートメントモデル
（生体を1つの容器として考える）

生体を1つの容器として考えた場合，投与した薬物（X mg）と血中薬物濃度（C mg/mL）から見かけ上の分布容積（コンパートメント容積）が求められる．

分布容積 Vd（mL）＝X÷C

1-コンパートメントモデルによる分布容積の概念

2）生物学的利用率（バイオアベイラビリティ）

　投与された薬物が吸収されて全身循環に移行する割合をいう．吸収効率や初回通過効果による影響を総合的に評価できる値である．ある薬物の経口投与の生物学的利用率を図に示す．

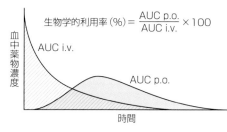

$$生物学的利用率（\%）＝\frac{AUC\ p.o.}{AUC\ i.v.}\times100$$

生物学的利用率
AUC（area under curve）：
曲線下面積．p.o.：経口投与，
i.v.：静脈内投与

3）生物学的半減期

　体内の薬物量が半分になるのに要する時間をいう．半減期ごとに消失した薬物を補えば，体内の薬物量を一定の範囲に維持できることを意味する．投与間隔を半減期ごとに繰り返し投与すると，数回の投与後には血中濃度を定常状態に維持できる．

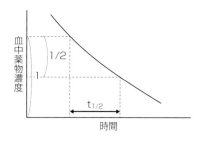

血中薬物濃度−時間曲線
と生物学的半減期

Chapter 4

投与経路と剤形の種類と特徴

> **Check Point**
> ・薬物の投与経路について理解する.
> ・医薬品の剤形について理解する.

I. 薬物の適用経路

A 経口投与

　薬物を口腔から摂取して消化管から吸収させる方法である. 最も簡便な方法である. 散剤, 顆粒剤, 錠剤, カプセル剤, 液剤などの剤形で投与可能である.

利点	欠点
安全性が高い	初回通過効果を受ける
特別な技術や装置が不要	吸収の悪い薬物が存在
多種の剤形が選択可能	最高血中濃度到達時間が遅い
痛みを伴わない	患者の協力が必要

B 舌下投与

　舌下部粘膜から吸収させる方法である. 簡便, 速い吸収速度, 消化管で分解されてしまう薬物の投与が可能, 初回通過効果がないなどの利点がある. ニトログリセリン錠などがある.

C 注射投与

　静脈内投与とその他の注射投与がある.

利点	欠点	
速やかな吸収＝緊急時に使用可 確実性が高い 患者の協力が不要	投与技術が必要 痛みを伴う 滅菌操作が必要	初回通過効果を受けない 有害作用の発現率が高い

1) 静脈内投与

静脈内に注射針を挿入して薬液を注入する方法である．投与直後に薬物は全身に分布することから，吸収過程がほとんどないことが特徴である．また，大量の血液に希釈されることから，薬液の浸透圧が等張でなくても投与が可能である．さらに，点滴注射により持続的に注入することで血中薬物濃度を一定に保つこともできる．

2) その他の注射投与

筋肉内投与，皮下投与および皮内投与などがある．分布している血管の太さや豊富さにより最高血中濃度（C_{max}）や最高血中濃度到達時間（t_{max}）に差がみられる．皮内投与は抗菌薬アレルギーの有無を判定する皮内反応試験やアレルゲン検出およびツベルクリン反応に用いる．

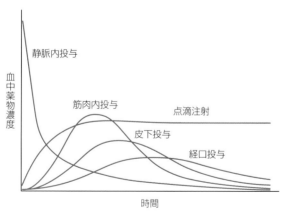

投与法による血中濃度−時間曲線の違い

D 直腸内投与

坐剤によって直腸粘膜から薬物を吸収させる投与方法である. 直腸粘膜下部から吸収された薬物は下大静脈から全身循環に移行する. 門脈通過がみられないことから初回通過効果を受けない. しかし, 直腸上部から吸収されると門脈を通過することから生物学的利用率が低下することがある. 一般的に吸収は短時間で起こり, 最高血中濃度到達時間は短く, 消化管の酵素類や胃酸に影響を受けることが少ない. また, 苦痛を伴わず, 消化管障害の発生も少ないとされる.

E 経皮投与

皮膚から薬物を吸収させる投与方法である. 薬剤を直接塗布する方法, テープやパッチなどに塗布した薬物を皮膚に密着させる方法がある. 吸収は穏やかなため持続的に血中薬物濃度を維持できる.

F 吸入投与

ガス状あるいは微粒子の薬剤を吸気から投与する方法である. 全身投与としては吸入麻酔薬, 局所投与としては気管支喘息治療薬がある.

G その他の投与

点耳, 点鼻および膣内投与などがある.

Ⅱ. 医薬品と剤形

1) 経口投与 (内服) 用製剤

錠剤 (口腔内崩壊錠, チュアブル錠), カプセル剤, 顆粒剤, 散剤, 経口液剤, シロップ剤および経口ゼリー剤がある.

2) 口腔内適用製剤

口腔用錠剤 (トローチ剤, 舌下錠, バッカル錠, 付着錠, ガム錠), 口腔用スプレー剤, 口腔用半固形剤および含嗽剤がある.

3) 注射製剤

輸液剤, 埋め込み注射剤および持続性注射剤がある.

4) 皮膚適用製剤

外用固形剤, 外用液剤, スプレー剤, 軟膏剤, クリーム剤, ゲル剤および貼付剤がある.

用量と反応

Check Point

・用量-反応曲線を理解する.
・薬用量を表す用語について理解する.
・治療係数を理解する.

Ⅰ. 用量と反応の関係 よくでる

薬物を投与したときに,用量と生体反応の間にみられる関係である.
両者の関係は用量-反応曲線で示すことができる.

A 用量-反応曲線

横軸に対数目盛で薬物の用量,縦軸に反応の発現率(%)をグラフにす
ると,薬用量の増加に伴い反応発現率はS字(シグモイド)状に増加し,
やがて最大値(100%)に達する.この曲線を用量-反応曲線という.

縦軸に薬効発現率(%)をとったグラフから50%有効量(effective dose
50%:ED_{50})の値を求めることができる.

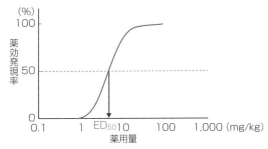

用量-反応曲線とED_{50}

28

また，縦軸の反応率は治療上好ましくない効果である「中毒発現率」や「致死率」で表現することもある．用量と致死率の関係を表すグラフからは，50％致死量（lethal dose 50％：LD_{50}）の値が求められる．

B 薬用量を表す用語

無効量，最小有効量，50％有効量，最大有効量，最小中毒量，50％中毒量，最大耐量，最小致死量，50％致死量，確実致死量などのそれぞれの薬用量の用語がある．

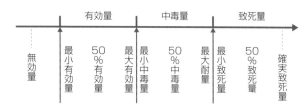

C 治療係数

ED_{50}とLD_{50}の比である治療係数は薬物の安全性を評価できる値である．
治療係数は薬物によって異なり，その値は大きければ大きいほど安全性が高いことを意味している．また，この値は薬物の安全性を評価できる唯一のものである．また，治療係数は安全域ともいわれる．

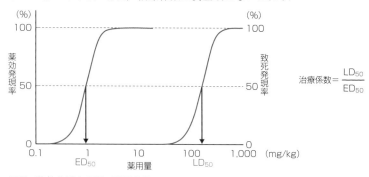

$$治療係数 = \frac{LD_{50}}{ED_{50}}$$

用量-薬効曲線と用量-致死曲線

服薬計画・指導

Check Point

・コンプライアンスとアドヒアランスを説明できる.
・治療薬物モニタリング（TDM）を理解する.
・服薬時刻による薬効の変動について理解する.

I. コンプライアンスとアドヒアランス

　薬物療法では服薬計画に基づき治療を行う.**コンプライアンス**とは,医療者が与える指示のとおりに患者が服薬していることを示す用語である.薬物療法の有効性の確保にはコンプライアンスが不可欠である.近年ではコンプライアンスに代わり,患者側の自発的な意思による服薬の厳守を導く医療者責任が問われており,**アドヒアランス**という用語が用いられている.

II. 治療薬物モニタリング よくでる

　治療薬物モニタリングtherapeutic drug monitoring（TDM）は,治療中に血中の薬物濃度をモニタリングすることで有害作用の発現リスクを最小限にし,治療効果を最大限に得るため,薬物療法の個別化をはかることを目的として実施する.特に治療係数の小さい薬物,有害作用の発現が予想される薬物および薬物動態が複雑に変化する患者において行われる.

Ⅲ. サーカディアンリズム

地球上の生物には24時間周期で繰り返されるサーカディアンリズム（概日リズム）があり，睡眠，覚醒，ホルモン分泌および血圧・体温調節などが調節されている．サーカディアンリズムを刻む仕組みには，時計遺伝子とよばれる遺伝子群がかかわっていることがわかってきた．

薬物の効果に関連する物質（受容体，酵素，細胞内情報伝達系など）は，時計遺伝子の影響を受けて薬効に違いが生じる原因となっている．たとえば，気管支喘息は夜間から明け方に多く発症するので夕食後の投与が効果的である．

Ⅳ. ポリファーマシー

『ポリファーマシー（poly＋pharmacy）』とは「多剤服用」を意味する造語である．日本老年医学会のデータでは6種以上の薬剤を服用している患者の有害事象の発症率と転倒率が有意に上昇することが明らかになっている．多剤服用による問題点として以下の点が挙げられる．
・薬物有害事象リスクの増加
・服薬アドヒアランスの低下
・飲み間違いや飲み忘れ
・薬剤費の増大
・患者のQOLの低下

1）要因

ポリファーマシーはとくに高齢者で問題となる．その要因として以下の点が挙げられる．
・高齢者が複数の慢性疾患に罹患
・複数の医療機関からの薬物の処方
・医療機関の相互の処方情報の欠如
・ポリファーマシーによって発症した有害事象をさらなる薬物で治療（処方カスケード）

2) 対応

　高齢者の安全な薬物療法ガイドライン2015（日本老年医学会）では，多剤併用を避けるため患者への処方について以下の点を見直すよう提唱している.

・予防薬のエビデンスの妥当性
・対症療法の有効性
・薬物療法以外の治療法の検討
・治療薬の優先順位の適切性
・お薬手帳の活用（記帳と携帯）
・OTC薬やサプリメント類の服用の確認
・かかりつけ薬局の指定

3) 高齢者への処方に注意すべき薬物

　高齢者への処方に注意すべき易転倒性のある薬物の一部を以下に示す. これらの薬物との相互作用を持つ薬物の併用についても注意が必要である.

抗精神病薬	抗血栓薬
睡眠薬	降圧薬
抗うつ薬	抗不整脈薬
ベンゾジアゼピン系薬	経口糖尿病治療薬
非ベンゾジアゼピン系薬	非ステロイド性抗炎症薬
抗コリン薬	

易転倒性を有する代表的な薬物

・服薬計画
指導

Chapter 7

薬物の副作用[*]

Check Point

・全身に出現する副作用について理解する.
・口腔内に出現する副作用について理解する.

I. 全身に出現する副作用 よくでる

全身に出現する副作用	薬物
薬物アレルギー	ペニシリン系抗菌薬, ストレプトマイシン, プロカイン
偽膜性大腸炎	抗菌薬全般
ビタミンK＆B欠乏症	抗菌薬全般 (ビタミンK欠乏症：血液凝固障害, ビタミンB欠乏症：口内炎)
再生不良性貧血 グレイ症候群	クロラムフェニコール
アスピリン喘息	酸性NSAIDs, 塩基性NSAIDs, 解熱性鎮痛薬
胃腸障害	SAIDs, 酸性NSAIDs
血液凝固障害（出血傾向）	酸性NSAIDs, 抗菌薬（ビタミンK欠乏症）
分娩遅延, ボタロー管閉鎖	酸性NSAIDs
ライ (Reye) 症候群 (インフルエンザ急性脳症)	アスピリン, ジクロフェナク, メフェナム酸
第Ⅷ脳神経障害・難聴	アミノグリコシド系抗菌薬
悪性高熱症	イソフルラン, セボフルラン, スキサメトニウムなど
光線過敏症	ニューキノロン系抗菌薬, テトラサイクリン系抗菌薬, ピロキシカム
副腎機能不全	SAIDs
ピリン疹	ピラゾロン系薬, ピラゾリジン系薬
催奇形性	サリドマイド, フェニトイン, ステロイドホルモン

NSAIDs：非ステロイド性抗炎症薬, SAIDs：ステロイド性抗炎症薬

II. 口腔内に出現する副作用 よくでる

口腔内に出現する副作用	薬物
歯肉増殖症	フェニトイン カルシウム拮抗薬（ニフェジピン，ベラパミル） シクロスポリン
口腔乾燥症	抗コリン薬（アトロピン，スコポラミンなど） 抗ヒスタミン薬 （ジフェンヒドラミン，クロルフェニラミンなど） ベンゾジアゼピン系薬（ジアゼパム，ニトラゼパムなど） 利尿薬（フロセミド，トリクロルメチアジドなど）
唾液分泌過剰症	コリン作用薬（ピロカルピン，アセチルコリンなど）
歯の形成不全	テトラサイクリン系抗菌薬 （テトラサイクリン，ミノサイクリンなど）
着色歯	テトラサイクリン系抗菌薬 フッ化物製剤
味覚障害	カプトプリル

薬物の副作用

Chapter 8

薬物適用の注意 *

Check Point

・薬物の連用について理解する.
・薬物相互作用について理解する.
・食物や嗜好品との相互作用について理解する.
・妊婦, 小児, 高齢者および有病者に対する薬物療法について理解する.

Ⅰ. 薬物の連用

A 耐性

　薬物を反復投与すると薬物の効果が減弱することがある. これを耐性という. 耐性が生じると同じ薬理作用を得るためには投与量を増加させなければならない. また, 耐性が獲得されても休薬することにより薬物感受性は回復する. 耐性のメカニズムは2つに大別される.

耐性の種類	メカニズム	代表的薬物
薬物動態学的耐性	連用によって薬物代謝酵素が誘導 ➡薬効減弱	バルビツール酸など
薬力学的耐性	連用によって受容体数が減少, 情報伝達系の活性低下	モルヒネなど

B 薬物依存

　薬物を繰り返し摂取したことにより脳内に慢性的な異常が発生して, 精神的・身体的に依存が生じる.

精神的依存	精神的に薬物に頼っている状態で, 薬物に対する強迫的な欲求を示す
身体的依存	身体の薬物に対する生理的順応状態で, 投薬中止により離脱症状を示す

分類	薬物	精神的依存	身体的依存
オピオイド	モルヒネ ペチジン コデイン フェンタニル	○	○
バルビツール酸系薬	チオペンタール ペントバルビタール アモバルビタール	○	○
ベンゾジアゼピン系薬	ニトラゼパム トリアゾラム ジアゼパム ミダゾラム	○	○
アルコール	エタノール（飲酒）	○	○
覚醒剤	アンフェタミン メタンフェタミン	○	
コカイン	コカイン	○	
大麻	テトラヒドロカンナビノール	○	
幻覚薬	LSD-25	○	

薬物適用の注意

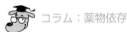 コラム：薬物依存

薬物依存には精神的依存と身体的依存がある．すべての依存性薬物は精神的依存があり，その一部に身体的依存を示すものがある．

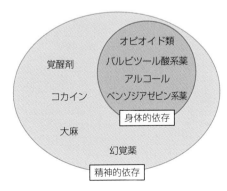

Ⅱ. 薬物相互作用 よくでる

薬物	併用薬	症状	原因
酸性NSAIDs	ニューキノロン系抗菌薬	けいれん誘発	中枢神経GABA受容体機能の抑制
	ワルファリン	出血傾向	血漿タンパク質の競合
	スルホニル尿素(グリクラジド, グリメピリド, グリベンクラミド)	低血糖	血漿タンパク質の競合
	カプトプリル	血圧上昇	プロスタグランジン合成阻害
アドレナリン(局所麻酔含有)	抗うつ薬	血圧上昇	ノルアドレナリン取り込み抑制による作用増強
	インスリン, スルホニル尿素(グリクラジド, グリメピリド, グリベンクラミド)	血糖降下作用の減弱	β_2作用による血糖上昇
	β遮断薬(プロプラノロール)	血圧上昇	β遮断作用による相対的α作用の増強
	α遮断薬(ハロペリドール, クロルプロマジン)	血圧低下	α遮断作用によりβ作用が出現
ペニシリン系抗菌薬	尿酸排泄促進薬(プロベネシド)	ペニシリン作用増強	尿細管分泌における輸送体の競合
セフェム系抗菌薬	尿酸排泄促進薬(プロベネシド)	腎障害	尿細管分泌における輸送体が競合してセフェム系抗菌薬の副作用増強
	ループ利尿薬(フロセミド)	腎障害(腎毒性増強)	近位尿細管細胞の薬物濃度の上昇
テトラサイクリン系抗菌薬	鉄剤や胃腸薬(金属イオン)	効果減弱	キレート結合による難吸収性薬物の生成
	経口抗糖尿病薬	低血糖	インスリン感受性促進
ニューキノロン系抗菌薬	鉄剤や胃腸薬(金属イオン)	効果減弱	キレート結合による難吸収性薬物の生成
	テオフィリン	めまいやけいれんの誘発	シトクロムP-450阻害によりテオフィリン作用増強

薬物適用の注意

薬物	併用薬	症状	原因
アミノグリコシド系抗菌薬	ベンゾジアゼピン系薬	健忘，昏睡	シトクロムP-450阻害により併用薬作用増強
	テオフィリン	めまいやけいれんの誘発	
	カルシウム拮抗薬	低血圧	
	ワルファリン	出血	
広域スペクトル抗菌薬（ほとんどの抗菌薬）	ワルファリン	出血	ビタミンK吸収低下によるワルファリン作用増強
アゾール系抗菌薬	ベンゾジアゼピン系薬	健忘，昏睡	シトクロムP-450阻害により併用薬作用増強
	ワルファリン	出血	
シメチジン	ベンゾジアゼピン系薬	健忘，昏睡	シトクロムP-450阻害により併用薬作用増強
	テオフィリン	めまいやけいれんの誘発	
	ワルファリン	出血	
H_1拮抗薬	①バルビツール酸系薬②ベンゾジアゼピン系薬	健忘，昏睡	中枢抑制作用の増強
バルビツール酸系薬	カルシウム拮抗薬	血圧上昇（カルシウム拮抗薬効果減弱）	シトクロムP-450誘導により併用薬作用減弱
リファンピシン			

Ⅲ. 食物・嗜好品との相互作用

食物・嗜好品	併用薬	症状	原因
グレープフルーツ（ジュース）	ニフェジピン，フェロジピン（カルシウム拮抗薬）	血圧低下	カルシウム拮抗薬の代謝抑制
	トリアゾラム（ベンゾジアゼピン系薬）	めまいや眠気の増強	ベンゾジアゼピン系薬の代謝抑制
①緑黄色野菜（カリフラワーやパセリなど）②納豆	ワルファリン	血液凝固反応促進	食物に含まれるビタミンKによるワルファリンの効果減弱

チーズ	イミプラミン (三環系抗うつ薬)	頭痛, 血圧上昇	チラミンによる交感神経のノルアドレナリン放出による血圧上昇をイミプラミンが増強
アルコール	セフメタゾール	悪酔感	セフェム系抗菌薬のジスルフィラム様作用
	①ジフェンヒドラミン ②ジアゼパム	めまいや眠気の増強	中枢神経抑制薬の服用による協力作用
牛乳	①ニューキノロン系抗菌薬 ②テトラサイクリン系抗菌薬 ③一部のセフェム系抗菌薬 　(セファレキシン, セファクロル) ④ビスホスホネート製剤	薬効減弱	キレート形成による吸収効率低下

薬物適用の注意

Ⅳ. ライフステージと薬物投与

A 妊婦

1) 薬物の胎児への影響

(1) 妊娠初期(妊娠3週末まで)

　妊娠3週末までは薬物による影響は少ないとされる. 妊娠4週から15週末までは器官形成期にあたるため, 薬物の影響は最大である.

催奇形性のある薬物
メトトレキサート, フェニトイン, サリドマイド, ビタミンA, フェノバルビタール, 抗腫瘍薬, カプトプリル, カルバマゼピン, コカイン, テトラサイクリン系抗菌薬

血液胎盤関門が存在しているが関門の精度は低く, 多くの薬物は通過するため, この時期の薬物の全身投与は控えるべきである.

(2) 妊娠中期から分娩まで

　妊娠16週以降から分娩までは諸器官の発育・成長期にあたるため, 比較的安全に薬物が使用できるが, 一部の薬物には胎児毒性をもつものがあり, 注意を要する.

薬物	胎児毒性
酸性NSAIDs	動脈管閉鎖，新生児高血圧症，分娩遅延
アミノグリコシド系抗菌薬	第VIII脳神経障害，難聴
テトラサイクリン系抗菌薬	歯・骨形成不全や変色
クロラムフェニコール	グレイ症候群

B 授乳婦

　薬物は少なからず乳汁中へ移行する．新生児・乳児の薬物感受性は高く，重大な有害作用を発症することがある．抗腫瘍薬や放射性医薬品などは避けるべきである．

C 小児

　小児の薬物排泄能は一般的に低く，薬物は生体内に長くとどまり影響を及ぼす．このため，小児の薬物は減量投与する．減量の基準は体表面積の推移から換算する．Augsbergerの式やvon Harnackの表などが用いられる．

Augsbergerの式

$$\frac{小児の年齢 \times 4 + 20}{100} \times 成人薬用量$$

von Harnackの表

年齢	1/4	1/2	1	3	7.5	12	成人
成人量比	1/6	1/5	1/4	1/3	1/2	2/3	1

D 高齢者

　高齢者は加齢に伴って肝機能や腎機能が低下していることがあり，薬物投与には細心の注意が必要である．また，年齢と代謝排泄能の低下は一律でなく個人差が多いことも注意する．

高齢者で増加	体脂肪率，生物学的半減期，血中遊離型薬物量，有害作用発現率
高齢者で減少	肝機能，腎機能，体内水分量，血中アルブミン量，肝血流量，腎血流量，全身クリアランス

薬物適用の注意

E 有病者

1）肝障害

　肝炎や肝硬変のような肝障害では，薬物代謝能が低下して薬物動態に著しい影響を及ぼす．また，肝機能障害によりアルブミン産生能が低下すると，血中の遊離型薬物が増加して薬物の作用が増強する．

2）腎障害

　腎障害時（クレアチニンクリアランス低下など）には腎排泄型薬物の排泄が遅延する．腎臓の糸球体に障害があると，アルブミンが漏出して低アルブミン血症を呈することがあり，この際にも遊離型薬物が増加して薬物の作用が増強する．

3）循環器障害

　高血圧治療薬のアンジオテンシン変換酵素阻害薬（カプトプリルなど）と酸性NSAIDsとの併用によって，血管拡張作用のあるプロスタグランジンの合成が抑制され，降圧作用が減弱されることがある．また，歯科用アドレナリン含有局所麻酔薬の原則禁忌症として，高血圧，動脈硬化，心不全および血管けいれんなどの循環器障害がある．

4）呼吸器障害

　アスピリン喘息はアスピリンをはじめとするCOX阻害薬で発症するとされ，多くの酸性・塩基性NSAIDs，解熱性鎮痛薬が禁忌となっている．しかし，臨床的には薬物の種類によって発症の程度に差があることが知られている．

5）糖尿病

　歯科用アドレナリン含有局所麻酔薬は，β_2作用によって血糖値を上昇させてしまうことから，糖尿病の患者には原則禁忌である．

6）甲状腺機能亢進症

　甲状腺機能亢進症患者は心筋のβ受容体が増加しているため，アドレナリン感受性が高くなっていることが知られており，歯科用アドレナリン含有局所麻酔薬が原則禁忌となっている．

薬物適用の注意

7) うつ病・統合失調症

三環系抗うつ薬（アミトリプチリン，イミプラミン）は，アドレナリン取り込み抑制によってアドレナリン作用の増強により血圧上昇を起こす．また，α遮断作用を有する統合失調症治療薬のハロペリドールやクロルプロマジンとアドレナリンの併用は，アドレナリンのβ作用が有意に出現するために血圧低下を起こすことから併用禁忌となっている．

 CHECK!

アドレナリン含有局所麻酔薬には原則禁忌の記載がある． よくでる

局所麻酔薬（劇薬・処方せん医薬品）
歯科用リドカイン塩酸塩・アドレナリン注

【原則禁忌】（次の患者には投与しないことを原則とするが，特に必要とする場合には慎重に投与すること）
高血圧，動脈硬化，心不全，甲状腺機能亢進症，糖尿病のある患者及び血管痙攣の既往のある患者［これらの病状が悪化するおそれがある．］

 コラム：「原則禁忌」項目の廃止

添付文書をより理解しやすく活用しやすい内容にするため新たな記載要領に改正された．主な改正点として「原則禁忌」の項目の廃止と「特定の背景を有する患者に関する注意」の項目の新設などがある．新記載要領は平成31年4月より施行され，各医薬品の添付文書は新記載要領に基づく改訂作業が順次実施されている．現在の添付文書中に記載されている「原則禁忌」の項目は，基本的には「特定の背景を有する患者に関する注意」の項目に移行する予定であるが，なかには「禁忌」の項目に移行する場合があるとされる．

Chapter 9

薬物と医薬品

Check Point

・医薬品の開発を説明できる.
・医薬品を説明できる.
・日本薬局方を説明できる.
・毒薬, 劇薬, 麻薬および向精神薬の表示と保管方法を説明できる.

I. 医薬品の開発

A 医薬品開発のプロセス

1) 基礎研究 – 前臨床試験

新薬の候補となる化合物のスクリーニングテスト, 実験動物を対象とした薬理試験や毒性試験などが行われる.

2) 臨床試験 (治験)

ヒトを対象にした試験で, GCP (Good Clinical Practice) といわれる「医薬品の臨床試験の実施の基準に関する省令(厚労省)」を遵守して実施される.

臨床試験	被験者	特徴
第I相試験	ボランティア (健常者)	健康なボランティアの協力によって, 候補薬物の安全性や体内動態を調査
第II相試験	少数の患者	用法や用量の有効性評価を実施(前期・後期試験に分けることがあり)
第III相試験	多数の患者	有効性, 安全性, 用法, 用量, 副作用の確認, 二重盲検法によりプラセボ効果の影響を防ぎ, 偏り(バイアス)を排除

B 新薬承認のプロセス

　治験によって得られたデータをもとに承認申請された薬物は、独立行政法人医薬品医療機器総合機構（PMDA）によって申請資料の信頼性について調査され、学問的水準が審査される。PMDAは厚生労働省に審査報告を行い、薬事・食品衛生審議会の審議を経て、厚生労働大臣は新薬承認についての最終判断をする。

C 承認後の流れ

　薬価基準への収載によって市場への発売が可能となる。市販後調査として発売後の6か月は慎重使用するよう医療機関に注意を促し、特に重篤な副作用が発症した場合は製薬企業から厚生労働大臣へ報告される。この市販後調査が第Ⅳ相試験に位置づけられている。承認を取得するための臨床試験を治験というのに対し、承認後の市販後臨床試験（第Ⅳ相試験）は治験とはいわない。

Ⅱ. 医薬品とは ⊚よくでる

A 医薬品の定義

1) 医薬品医療機器等法

　医薬品は「医薬品、医療機器等の品質、有効性及び安全性の確保等に関する法律」（医薬品医療機器等法）で定義される。

医薬品の定義（医薬品医療機器等法）

1. 日本薬局方に収載されている物
2. 人又は動物の疾病の診断、治療又は予防に使用されることが目的とされる物であって、機械器具等（機械器具、歯科材料、医療用品、衛生用品並びにプログラム及びこれを記録した記録媒体をいう）でないもの（医薬部外品及び再生医療等製品を除く）
3. 人又は動物の身体の構造又は機能に影響を及ぼすことが目的とされている物であって、機械器具等でないもの（医薬部外品、化粧品及び再生医療等製品を除く）

2) 日本薬局方

　日本薬局方は「医薬品医療機器等法」のもと，医薬品の性状および品質の適正を図るため，厚生労働大臣が薬事・食品衛生審議会の意見を聴いて定めた医薬品の規格基準書として公示される.

①収載されているものは医薬品である(酸素，人全血，サリチル酸絆創膏なども収載).

②厚生労働省の告示により示される.

③法的強制力がある.

④医薬品の用途や応用については記載されていない.

⑤少なくとも10年ごとに改正される＝実際は第九改正(昭和51年)から5年ごとに全面改正されている.

B 医薬品の管理

　「医薬品医療機器等法」によって医薬品は「毒薬」，「劇薬」および「普通薬」に分類され，保管方法が定められている. また，「麻薬及び向精神薬取締法」によって「麻薬」と「向精神薬」は別に定められている.

分類	表示	保管
毒薬	黒地に白枠，白字で医薬品名と「毒」	他の医薬品と区別して鍵をかけて保管
劇薬	白地に赤枠，赤字で医薬品名と「劇」	他の医薬品と区別して保管
麻薬	㊙の記号を記載	鍵をかけた堅固な設備(重量金庫など)に保管
向精神薬	㊙の記号を記載	鍵をかけた施設内で保管

表示例

毒薬 ：三酸化ヒ素，スキサメトニウム，マイトマイシンC，
　　　　モルヒネ塩酸塩水和物（原末）など

劇薬 ：リドカイン注射液，歯科用フェノール，ヨードチンキ，
　　　　インドメタシン，モルヒネ注射液など

麻薬 ：モルヒネ注射液，フェンタニル注射液など

向精神薬 ：ジアゼパム，トリアゾラムなど

覚醒剤の保管 ：施設内にもうけた堅固な設備の保管
　　　　　　　　（麻薬と同一設備に保管可能）

覚醒剤 ：アンフェタミン，メタンフェタミンなど

 コラム：モルヒネ注射液の表示（ラベル）にみる「医薬品医療機器等法」と「麻薬及び向精神薬取締法」の違い

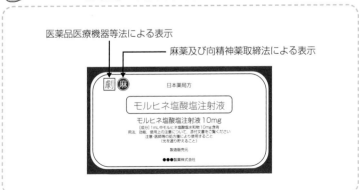

医薬品医療機器等法による表示

麻薬及び向精神薬取締法による表示

Chapter 10

鎮痛薬

> **Check Point**
> ・疼痛と痛覚伝導経路を理解する.
> ・麻薬性鎮痛薬と解熱性鎮痛薬の分類・作用点を理解する.
> ・臨床適用と副作用を説明できる.

Ⅰ. 疼痛の感知

A 痛覚伝導経路

図の①の一次感覚(知覚)神経の自由終末の侵害受容器に疼痛刺激が発

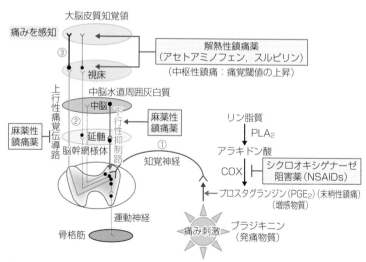

痛覚伝導路と鎮痛薬の作用点

生すると，脊髄後角に伝えられ，ここでニューロンを変えて（②）上行し，視床でさらにニューロンを変えて（③），大脳皮質知覚領で初めて疼痛が感知される．

B 痛みを伝える神経の種類

1) Aδ線維 (有髄神経)
・直径1～5 μm, 伝導速度 10～25m/秒.
・**局在性が明らかで，刺すような速い痛み.**

2) C線維 (無髄神経)
・直径 0.3～1 μm, 伝導速度0.5～2m/秒.
・**うずくような遅い痛み.**

C 疼痛の増強効果

発痛物質（ブラジキニン）と増感物質（PGE$_2$）が局所で共存すると，より強い痛みとして感じられる（疼痛の相乗効果）.

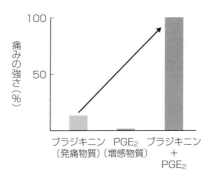

ブラジキニンとPGE$_2$による疼痛の相乗効果

鎮痛薬

Ⅱ. 鎮痛薬の分類・作用機序・臨床適用・副作用

Ⓐ 麻薬性鎮痛薬

1) オピオイド系鎮痛薬

代表的オピオイド ：モルヒネ，コデイン，ジヒドロコデイン，
フェンタニル，レミフェンタニル，オキシコドン

作用機序 ：オピオイド受容体（$\mu > \kappa$, δ）に結合することで作用する．
フェンタニル，レミフェンタニルはμ-受容体選択的で，モ
ルヒネの50〜100倍強力な鎮痛作用をもつ．

特徴 ：鎮痛・鎮静作用，鎮咳作用，止瀉作用

臨床適用 ：がん性疼痛治療，全身麻酔時の気管挿管や切開など疼痛刺激
による血圧上昇・心拍数増加の予防にフェンタニル（クエン
酸塩）を使用 ◎よくでる

副作用 ：呼吸抑制，悪心・嘔吐 ◎よくでる，便秘 ◎よくでる

禁忌 ：重篤な呼吸抑制時，気管支喘息発作時

中毒 ：耐性作用（便秘は耐性が生じにくい），依存症（身体的・精神的）

2) 麻薬拮抗性鎮痛薬

代表的薬物 ：ペンタゾシン ◎よくでる，ナロルフィン，
ブトルファノール

作用機序 ：κ-オピオイド受容体に結合することで部分作用薬として作
用するが，μ-オピオイド受容体作用薬との併用では部分拮
抗薬として作用する．

臨床適用 ：がん性疼痛治療

3) 麻薬拮抗薬

代表的薬物 ：ナロキソン

作用機序 ：μ-オピオイド受容体に結合して，完全拮抗として作用する．

臨床適用 ：オピオイドによる急性中毒（呼吸抑制）の解毒

鎮痛薬

CHECK! 麻薬性鎮痛薬の取扱い よくでる

モルヒネなどの麻薬性鎮痛薬は，他の医薬品と区別して鍵をかけた堅固な設備（麻薬金庫）に保管し，投与には麻薬施用者による麻薬処方せんが必要である．薬局は麻薬処方せんを３年間（院内処方は２年間）保管しなければならない．

 コラム：WHOの３段階除痛ラダー（がん性疼痛治療法）

第１段階：NSAIDsやアセトアミノフェンを用いる．
第２段階：さらに弱いオピオイド（コデイン，ジヒドロコデイン）を追加して用いる．
第３段階：弱いオピオイドを中止して，強いオピオイド（モルヒネ，オキシコドン，フェンタニル）を用いる．がん患者のオピオイド使用は，経口投与が優先 よくでる され，NSAIDsと併用 よくでる ができる．

B 解熱性鎮痛薬（非オピオイド鎮痛薬）

鎮痛薬

1) 酸性非ステロイド性抗炎症薬（NSAIDs） よくでる（→ p.57参照）

代表的NSAIDs：アスピリン，インドメタシン，ロキソプロフェンなど

作用機序：

・シクロオキシゲナーゼ（COX）を阻害して，プロスタグランジン（PGE_2）の産生を抑制する．

・増感物質PGE_2の減少によって疼痛・炎症を軽減する． よくでる

・視床下部の体温調節中枢に作用して解熱する．

特徴：鎮痛・抗炎症・解熱作用がある．

臨床適用：手術・抜歯後の消炎鎮痛，頭痛・月経痛・関節痛・筋肉痛などに対する鎮痛

副作用：胃障害（消化性潰瘍）

2) アニリン系・ピリン (ピラゾロン) 系鎮痛薬

 作用機序 :

・視床や大脳皮質における疼痛閾値を上昇させると考えられている (中枢性鎮痛作用).

・視床下部の体温調節中枢に作用し, 熱放散を促進して発汗と血管を拡張する (解熱).

・末梢のCOX阻害作用はほとんどない.

(1) アニリン系:アセトアミノフェン よくでる, フェナセチン

 特徴 :

・NSAIDsのような抗炎症作用はないが, 解熱・鎮痛作用は強い.

・**小児への適用が可能** (小児のNSAIDs投与はReye 症候群の危険性のため原則禁忌).

 副作用 :過剰投与で肝障害 (解毒にはアセチルシステインを使用)

(2) ピリン系:スルピリン, イソプロピルアンチピリン

 特徴 :解熱作用は強い (他の解熱薬が無効の場合の緊急解熱) が, 鎮痛作用は弱い.

 副作用 :過敏反応 (ピリン疹, ショック), 腎障害

CHECK! 胃障害 (消化性潰瘍) 患者への鎮痛薬の選択 よくでる

歯科で汎用されるNSAIDsは, COX阻害に起因する胃障害があるため, 胃潰瘍患者には使用できない. その場合, 末梢COX阻害作用がないアセトアミノフェンなどが使用可能である.

ⓒ その他の鎮痛薬

1) 神経障害性疼痛治療薬

(1) プレガバリン

　疼痛過敏やアロディニア（触刺激による灼熱痛）を抑制する.

作用機序 ：シナプス前終末のCa^{2+}チャネル（$a_2\delta$サブユニット）に結合
し，Ca^{2+}流入を抑制してグルタミン酸などの興奮性神経伝
達物質の遊離抑制によって，疼痛刺激を遮断する.

臨床適用 ：帯状疱疹後神経痛，糖尿病性末梢神経障害など

副作用 ：めまい，傾眠

(2) カルバマゼピン（抗てんかん薬に分類されている）

作用機序 ：Na^+チャネルを遮断し，神経の過剰興奮を抑制する.

臨床適用 ：てんかん（部分発作の第一選択薬），三叉神経痛 ◎よくでる，
舌咽神経痛 ◎よくでる

禁忌 ：三環系抗うつ薬過敏症，房室ブロック，高度徐脈

副作用 ：複視，重症薬疹（Stevens-Johnson症候群；SJS,
中毒性表皮壊死症；TEN，薬剤性過敏症症候群；DHS）

相互作用 ：CYP3A4など薬物代謝酵素を誘導するため，マクロライド
系抗菌薬・テオフィリンなどの血中濃度を低下させ，効果
が減弱することに注意する.

鎮痛薬

Chapter 11

抗炎症薬

> **Check Point**
> ・炎症反応と微小循環系の関係を理解する.
> ・抗炎症薬の分類・作用点を理解する.
> ・臨床適用と副作用を説明できる.
> ・薬物相互作用を説明できる.

I. 炎症反応

A 炎症の病態生理

　打撲や感染などの侵襲刺激に応答して, 細胞はヒスタミン, ブラジキニンなどのケミカルメディエーターを放出し, 血管透過性が亢進される. 局所で産生されたプロスタグランジン (PGE$_2$) が血管を拡張し, さらに炎症反応が増強される. 組織間隙に侵入した感染細菌に向け好中球・マクロファージが遊走し, 食作用・分解を経て炎症巣を吸収し, 組織を修復・再生する.

　一方, 炎症性細胞から放出されたインターロイキン (IL-1), インターフェロン (IFN-γ), 腫瘍壊死因子 (TNF) などのサイトカインは, PGE$_2$ を産生し, 視床下部 (体温中枢) に作用して発熱を引き起こす. よくでる・

B 炎症の5大症候と微小循環系の関係

1) 発赤・熱感

　局所で産生されたPGE$_2$あるいはプロスタサイクリン (PGI$_2$) による細動脈の拡張で血流量が増加することにより生じる.

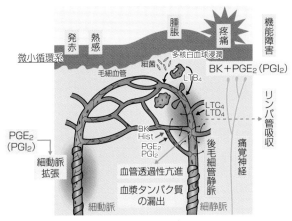

炎症の5大症候と微小循環系
（鹿取，1986, p.35. を基に作成）
BK：ブラジキニン，Hist：ヒスタミン，LT：ロイコトリエン．

2）腫脹（血管透過性亢進）

ヒスタミン，ブラジキニンなどで後毛細管静脈の血管内皮細胞の間隙が形成され，血漿タンパク質が間質組織に漏出する．これにより炎症巣は洗い流され，リンパ管へと吸収される．

3）疼痛

発痛物質ブラジキニンと増感物質PGE_2（PGI_2）が局所で共存して，疼痛の増感が起こる（相乗効果）．

Ⅱ．抗炎症薬

A 分類

ステロイド性抗炎症薬（グルココルチコイド）と非ステロイド性抗炎症薬（non-steroidal anti-inflammatory drugs：NSAIDs）に大別される．そして，NSAIDsは酸性NSAIDsと塩基性NSAIDsに分類され，さらに酸性NSAIDsは基本化学構造で分類される．

抗炎症薬

分類			代表的な薬物
ステロイド性抗炎症薬			ヒドロコルチゾン，プレドニゾロン，デキサメタゾン
非ステロイド性抗炎症薬	酸性非ステロイド性抗炎症薬	サリチル酸系	アスピリン，エテンザミド
		フェナム系	メフェナム酸
		アリール酢酸系 フェニル酢酸系	ジクロフェナク，フェルビナク
		インドール酢酸系	インドメタシン，アセメタシン*，スリンダク*，エトドラク
		プロピオン酸系	イブプロフェン，ロキソプロフェン*，ケトプロフェン
		オキシカム系	ピロキシカム，メロキシカム
	コキシブ系非ステロイド性抗炎症薬		セレコキシブ
	塩基性非ステロイド性抗炎症薬		チアラミド，エモルファゾン

*はプロドラッグ．赤字はCOX-2選択的阻害薬．

B アラキドン酸カスケードと抗炎症薬の作用点 よくでる

1) アラキドン酸カスケード

　ホスホリパーゼA_2の活性化により細胞膜リン脂質からアラキドン酸が遊離されて，シクロオキシゲナーゼ（COX）によって代謝されて，組織特有のPGsが産生して多用な生理作用が発現される．一方，リポキシゲナーゼ（LOX）によって代謝・産生されるロイコトリエン類（LTs）は，主にアレルギー性炎症に関与している．

2) 酸性NSAIDsの作用機序 よくでる

　COXを阻害して，PGE_2産生が低下することで，PGE_2の発熱・疼痛増強・炎症反応などが抑制されて解熱・鎮痛・抗炎症作用を発現する．

 コラム：COX-1とCOX-2の相違点

　COXには全身に常時分布しているCOX-1と，炎症部位に発現誘導されるCOX-2がある．COX-1は生体の恒常性維持（胃酸分泌抑制，腎血流維持，止血）に必要なPGsを生成している．一方，炎症時には局所でCOX-2タンパク質が誘導されて，大量のPGsが産生される．

　酸性NSAIDsの多くは，COX-1とCOX-2の両方を阻害するため，胃障害（消化性潰瘍）の副作用が生じやすい．胃障害を回避する目的で，COX-2選択的阻害薬が用いられる．

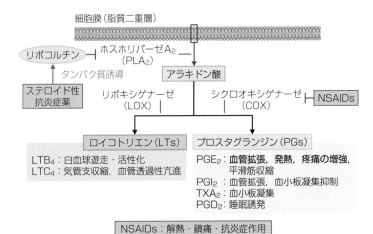

アラキドン酸カスケードと抗炎症薬の作用点

3) ステロイド性抗炎症薬の作用機序

　ステロイド性抗炎症薬は，細胞内受容体に結合して核内移行し，DNA
転写調節によってホスホリパーゼA$_2$阻害タンパク質（リポコルチン）を誘
導するだけでなく，COX-2タンパク質の誘導を阻害する作用もある．ま
た，白血球・マクロファージの機能抑制，炎症性サイトカイン（IL-1，
TNF）の産生抑制や肥満細胞の脱顆粒抑制作用もあるため，炎症反応を広
範囲に強力に抑制でき，さらに免疫抑制作用もある．

抗炎症薬

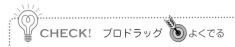

CHECK!　プロドラッグ　　よくでる

酸性NSAIDsのプロドラッグは胃障害を軽減する目的で，COXを阻害し
ない化学構造を有していて，消化管吸収後に肝臓で代謝されて初めて
COX阻害活性を示す薬物である．インドメタシンファルネシル，アセメ
タシン，スリンダク，ロキソプロフェンなどがある．

Ⅲ．臨床適用と副作用

1）酸性NSAIDs

適応 ：疼痛性疾患（術後痛，歯痛，頭痛，月経痛），発熱性疾患（急性上気道炎），関節リウマチ，変形性関節症，腰痛症などに用いられる．

副作用 ：消化性潰瘍，腎障害，喘息発作，出血傾向

禁忌 ：消化性潰瘍，妊婦（胎児の動脈管閉鎖の危険），アスピリン喘息（NSAIDs過敏喘息），小児のウイルス性疾患に伴う発熱（Reye症候群誘発の可能性）

アスピリンの適応：低用量で血小板のCOX-1をアセチル化することによって不可逆的に阻害するので，血小板凝集阻害による血栓症疾患の再発予防に用いる． よくでる

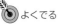

CHECK!　小児への酸性NSAIDsの禁忌
　　　　　―Reye症候群発症の危険性　よくでる

幼児期にみられるReye症候群は，急性脳症・肝脂肪変性を引き起こし，重篤な後遺症や死亡に至る．原因として，小児のウイルス性疾患に対する酸性NSAIDsの使用が考えられている．したがって，小児のウイルス性疾患に伴う発熱には酸性NSAIDsは禁忌となっている．

CHECK!　アスピリン喘息　よくでる

アスピリンのCOX阻害によって，アラキドン酸のリポキシゲナーゼ代謝系が高まり，気管支収縮作用のあるLTC_4・LTD_4産生が過剰となって起こる喘息．アスピリン以外のCOX阻害薬でも同様に起こるため，NSAIDs過敏喘息ともいう．

2）コキシブ系NSAIDs（セレコキシブなど：COX-2選択的阻害薬）

適応 ：COX-1を阻害せず炎症局所のPGs産生を阻害するので，胃障害が少ない．

副作用 ：心筋梗塞・脳卒中の発生リスクが高まるとの指摘もある．

3) 塩基性NSAIDs（チアラミドなど）

適応 ：酸性NSAIDsが使用できない場合に用いられる．COX阻害作用
はなく，別の機序で解熱・鎮痛・抗炎症作用を発現すると考え
られているが，詳細は不明である．酸性NSAIDsに比べ作用が
弱い．

4) ステロイド性抗炎症薬

適応 ：副腎機能不全，膠原病（関節リウマチ，SLEなど），ネフローゼ
症候群，気管支喘息，各種の皮膚炎，急性循環不全，急性白血
病，悪性リンパ腫

副作用 ：易感染性（免疫抑制による），消化性潰瘍，糖尿病，満月様顔
貌，骨粗鬆症

離脱症候群 ：視床下部−下垂体−副腎皮質系の抑制によって，急激な減
量・中止で副腎不全を起こすので，漸減療法が必要である．

禁忌 ：有効な抗菌薬のない感染症，血栓症，緑内障，高血圧症

Ⅳ. 酸性NSAIDsの薬物相互作用 よくでる

1) 併用薬の作用増強

ワルファリン➡出血傾向になる，トルブタミド➡低血糖症を誘発．

作用機序 ：血漿タンパク質への結合が競合するため，併用薬の血中遊離
濃度が上昇する．

2) 併用薬の作用減弱

ACE阻害薬・利尿薬➡降圧作用が不十分になる．

作用機序 ：腎におけるPGs生成低下により，併用薬の血管拡張作用や
Na排泄が低下する．

3) ニューキノロン系抗菌薬との併用

けいれん誘発の危険．

作用機序 ：ニューキノロン系抗菌薬による中枢神経系GABA受容体遮
断作用を増強する．

Chapter 12

抗微生物薬

Check Point

・感染病原体（細菌，真菌，ウイルス，寄生虫）の特徴を理解する．
・抗微生物薬の分類・作用点・特性を理解する．
・抗菌薬のPK/PD理論から濃度依存性/時間依存性を説明できる．
・抗菌薬の副作用を説明できる．
・薬物相互作用を説明できる．

Ⅰ. 病原体・感染症の特徴

	病原体の特徴	感染症の特徴
細菌	細胞壁を有し，核膜のない単細胞生物（1μm程度）	グラム陽性菌，グラム陰性菌，結核菌，スピロヘータ，クラミジア，マイコプラズマなどに起因する種々の感染症
真菌	細胞壁を有し，核膜のある生物（1〜10μm）	カンジダ症 ◉よくでる，白癬，肺アスペルギルス症
ウイルス	核膜がカプシドに包まれた粒子構造物（20〜300nm）	インフルエンザ，ヘルペス，HIV感染症，ウイルス性肝炎
寄生虫	原虫（単細胞生物）と蠕虫（多細胞生物）	マラリア，アメーバ赤痢，膣トリコモナス症，回虫症，蟯虫症

抗微生物薬

Ⅱ. 抗菌薬の一般的な特徴

A 抗菌薬の特性

・細胞壁は細菌などに特有で，ヒト細胞にはなく，これが高い細胞内圧を制御している．

・細菌リボソームは，沈降定数が70S（30Sと50Sのサブユニットからなる）で，ヒトは80S（40Sと60Sのサブユニット）であり，構成タンパク質やRNAも異なっている．

・トポイソメラーゼⅡも細菌特有で，**DNAジャイレース**  よくでる（主にグラム陰性菌）とトポイソメラーゼⅣ（グラム陽性菌）があり，この阻害によってDNA合成も阻害され殺菌的に作用する．

・ヒトは体内で葉酸を合成できず食物から摂取するので，葉酸合成阻害薬も選択毒性が高い．

抗菌薬の作用点

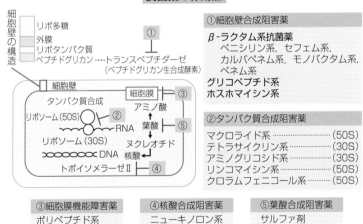

① 細胞壁合成阻害薬

β-ラクタム系抗菌薬
　ペニシリン系，セフェム系，
　カルバペネム系，モノバクタム系，
　ペネム系
グリコペプチド系
ホスホマイシン系

② タンパク質合成阻害薬

マクロライド系	(50S)
テトラサイクリン系	(30S)
アミノグリコシド系	(30S)
リンコマイシン系	(50S)
クロラムフェニコール系	(50S)

③ 細胞膜機能障害薬
ポリペプチド系

④ 核酸合成阻害薬
ニューキノロン系

⑤ 葉酸合成阻害薬
サルファ剤

1）殺菌作用と静菌作用の相違

（1）殺菌作用

　細菌を死滅させる作用で，生菌数は減少する．

抗微生物薬

ex 細胞壁合成阻害薬，アミノグリコシド系，核酸合成阻害薬，
細胞膜機能障害薬

(2) 静菌作用

細菌の増殖を抑制する作用で，生菌数は減少しない．

ex タンパク質合成阻害薬（アミノグリコシド系を除く），葉酸合成阻害薬

2) 選択毒性

・ヒトと細菌の相違から，ヒトに影響を与えず細菌に選択的に毒性を発揮する．

・細胞膜機能障害薬は，選択性が低い．

3) 抗菌薬投与上の注意点

(1) バイオアベイラビリティ (→ p.22 参照)

胃酸に安定，腸管吸収率が良好，初回通過効果を受けにくい．

良好 ：アモキシシリン，テトラサイクリン系，ニューキノロン系

不良 ：バンコマイシン，マクロライド系

(2) 組織移行性

・血中から感染部位へと移行する度合いで，一般的に中枢神経や眼への移行は悪い．

・ニューキノロン系は各臓器に移行しやすい．

・マクロライド系，テトラサイクリン系は肺に移行しやすく，β-ラクタム系，アミノグリコシド系は腎に移行しやすい．

(3) 排泄経路 よくでる

・腎排泄（尿）と肝排泄（胆汁➡便）に分類されるが，多くは腎排泄される．

・腎障害患者の場合には肝排泄型を，肝障害患者の場合には腎排泄型を使用する．

腎排泄型 ：β-ラクタム系，アミノグリコシド系，
ニューキノロン系（シプロフロキサシンを除く）

肝排泄型 ：マクロライド系（クラリスロマイシンを除く），
テトラサイクリン系（ミノサイクリン，ドキシサイクリン），
リンコマイシン系，リファンピシン

抗微生物薬

B PK/PD理論（時間依存性／濃度依存性） ◎よくでる

　薬物動態（pharmacokinetics：PK）と薬力学（pharmacodynamics：PD）を組み合わせた理論である.

1）重要な用語・概念

C_{max}：最高血中濃度

MIC：最小発育阻止濃度で，低いほど抗菌力が強い

AUC：血中濃度曲線下面積で，血中の抗菌薬の総量

%T：血中濃度を維持している時間の比率

　%T＞MIC ：投与間隔を短く（投与回数を多く）すると有効

　AUC＞MIC ：1日総投与量を多くすると有効

　C_{max}＞MIC ：1回投与量を多くすると有効

抗菌薬のPK/PD理論（1日の総投与量が同じ場合）

　時間依存性 ｜ %T＞MIC

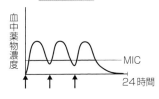

・3回に分けて投与することで，MIC以上の血中濃度の時間を長く維持すると，効果的となる抗菌薬.
・*β*-ラクタム系抗菌薬など
・マクロライド系，テトラサイクリン系，グリコペプチド系は，AUC＞MICでもあり，**総投与量を多くすべき抗菌薬**である.

　濃度依存性 ｜ C_{max}＞MIC

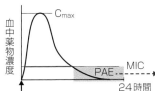

・投与回数を多くするのではなく，1回の投与で血中濃度を高くすることによって，効果的となる抗菌薬.
・**ニューキノロン系抗菌薬，アミノグリコシド系抗菌薬**など
・血中濃度がMIC以下でも，抗菌作用が持続する効果（post-antibiotic effect：PAE）が強いため，投与間隔を広げることが可能.

抗微生物薬

妊婦と小児への影響

	抗菌薬	影響
妊婦	アミノグリコシド系	内耳神経障害
	ニューキノロン系	催奇形性
	テトラサイクリン系	歯牙着色，乳汁移行性のため授乳婦にも不向き
	サルファ剤・ST合剤	催奇形性
小児	テトラサイクリン系	歯牙着色
	ニューキノロン系	関節異常
	ST合剤	高ビリルビン血症

CHECK! 妊婦・小児への推奨薬 よくでる

重篤な副作用が少ないため，ペニシリン系，セフェム系，マクロライド系
（妊婦はクラリスロマイシンを除く）のなかから選択する.

抗微生物薬

Ⅲ. 各抗菌薬の特徴

分類		一般名
細胞壁合成阻害薬	ペニシリン系	ベンジルペニシリン,アンピシリン,アモキシシリン
	セフェム系	セファレキシン,セフタジジム,セフェピム
	カルバペネム系	イミペネム・シラスタチン,メロペネム
	モノバクタム系	アズトレオナム
	ペネム系	ファロペネム
	グリコペプチド系	バンコマイシン,テイコプラニン
	ホスホマイシン系	ホスホマイシン
タンパク質合成阻害薬	マクロライド系	エリスロマイシン,クラリスロマイシン,アジスロマイシン
	リンコマイシン系	クリンダマイシン
	クロラムフェニコール系	クロラムフェニコール
	アミノグリコシド系	ゲンタマイシン,トブラマイシン,アミカシン,ストレプトマイシン　よくでる
	テトラサイクリン系	ドキシサイクリン,ミノサイクリン
核酸合成阻害薬	ニューキノロン系	シプロフロキサシン,レボフロキサシン
葉酸合成阻害薬		ST(スルファメトキサゾール・トリメトプリム)合剤
細胞膜機能障害薬	ポリペプチド系	コリスチン,ポリミキシンB

抗微生物薬

A 細胞壁合成阻害薬

細胞壁が障害されると，細菌は浸透圧に耐えられず破裂する．

1) β-ラクタム系抗菌薬

ペニシリン系，セフェム系，カルバペネム系，モノバクタム系，ペネム系が該当する．

歯科領域での感染症に対する第一選択薬は，β-ラクタム系抗菌薬である．

(1) 作用機序

細胞壁ペプチドグリカンのペプチド鎖(D-Ala-D-Ala)を架橋するトランスペプチダーゼに，β-ラクタム環が結合することで反応が競合阻害され溶菌する．

(2) 耐性の機序

① 菌体が産生するβ-ラクタマーゼ(ペニシリナーゼ，セファロスポリナーゼ)によって，β-ラクタム環が切断されて抗菌作用を失う．

② β-ラクタム環結合タンパク質の変異によって，結合親和性の低下が起こる．

CHECK!

①β-ラクタマーゼ阻害薬の使用目的
・クラブラン酸，スルバクタム，タゾバクタムなどが用いられる．
・β-ラクタム系と配合剤で使用することで，β-ラクタマーゼ産生菌にも効果を発揮する．
ex アモキシシリン＋クラブラン酸，アンピシリン＋スルバクタム，
タゾバクタム＋ピペラシリン

②ペニシリンアレルギー よくでる
過敏反応による薬物アレルギー(全患者の5〜10％)で，他のβ-ラクタム系にも交差アレルギーをもつ可能性がある．

抗微生物薬

2) β-ラクタム系抗菌薬以外

（1）グリコペプチド系

・MRSA感染症の第一選択薬（バンコマイシン）🎯 よくでる

・β-ラクタム系とは異なる作用機序で，ペプチドグリカン鎖の伸長を
阻害する．

（2）ホスホマイシン系（ホスホマイシン）

・緑膿菌に対して強い抗菌力を有し，他薬との交差耐性がない．

・作用機序は N-アセチルムラミン酸の合成を阻害する（静菌的）．

B タンパク質合成阻害薬

1) マクロライド系（静菌的）

・抗菌スペクトルは広いが，抗菌活性はあまり強くない．

・クラミジア，マイコプラズマ感染症に有効．

・副作用に肝障害がある．🎯 よくでる

・薬物相互作用があり，薬物代謝酵素CYP3A4で代謝される併用薬の代
謝を阻害して，併用薬の血中濃度を上昇させる（作用増強）．🎯 よくでる

2) テトラサイクリン系（静菌的）

・リケッチア感染症に有効．

・歯牙着色や骨発育異常があるため，8歳未満の小児への投与は避け
る．🎯 よくでる

・光線過敏症もある．

・Al・Mg含有制酸薬，鉄剤，牛乳とキレート形成して消化管吸収され
ず，作用が減弱する．🎯 よくでる

3) アミノグリコシド系（殺菌的）

・消化管吸収されないため，注射投与される（外用薬もある）．

・ゲンタマイシン，トブラマイシン，アミカシンなどは緑膿菌に有効．

・副作用に腎障害，内耳（第Ⅷ脳）神経障害がある（例：ストレプトマイシ
ン🎯 よくでる）．

・アルベカシンはMRSA感染症に有効．

抗微生物薬

66

C 核酸合成阻害薬（ニューキノロン系抗菌薬）

- 作用機序はトポイソメラーゼ（DNA ジャイレース，トポイソメラーゼ IV）を阻害して，DNA 合成を阻害する（殺菌的）．主に尿路・呼吸器感染症に使用される．
- 妊婦，小児には禁忌である． よくでる
- Al・Mg 含有制酸薬，鉄剤，牛乳とキレート形成して消化管吸収されず，作用が減弱する． よくでる
- NSAIDs との併用でけいれんを生じやすくなる． よくでる

D 葉酸合成阻害薬

- ST 合剤が主に用いられている．
- 細菌，真菌，原虫感染症に有効．多い副作用はアレルギーや消化器症状．
- 妊婦，授乳婦には禁忌である．

E 細胞膜機能障害薬

- 殺菌的作用．コリスチンは多剤耐性グラム陰性桿菌感染症に有効．
- 副作用は神経障害，腎障害．

抗微生物薬

CHECK! 抗菌薬の分類とその特性を再確認する

抗菌薬の特性

抗菌薬分類（系）	テトラサイクリン	マクロライド	β-ラクタム	アミノグリコシド	ニューキノロン
作用	静菌的		殺菌的		
特徴	濃度依存性＋時間依存性（AUC＞MIC）		時間依存性（％T＞MIC）	濃度依存性（C_{max}＞MIC）	
投与法	1日の総投与量を多く		1日の投与回数を多く	1回の投与量を多く	

コラム：抗菌薬の薬剤耐性（antimicrobial resistance；
AMR）の防止

　薬剤耐性を持つ細菌が世界中で増加して，抗菌薬による感染症治療が困難になるケースが増えていることから，薬剤耐性の拡大を防止することが急務になっている．耐性菌の発生原因を理解して防止しながら，抗菌薬を適正に使用する必要がある．図のように，時間依存性抗菌薬の服用間隔を延ばしてしまうと，血中薬物濃度は耐性菌出現阻止濃度（MPC）以下の状態が長時間継続するために，生存細菌が抗菌薬に対する耐性を獲得しやすくなる．この場合，投与間隔を短縮して血中薬物濃度をMPC以下に長時間させないことが重要で，用法どおり8時間間隔（1日3回）の服用を徹底することで耐性菌の出現を回避できる．濃度依存性抗菌薬も12時間間隔（1日2回）の服用が必要となる．同様に，投与期間も生存細菌の消失を目標に継続することが不可欠となる．したがって，抗菌薬の有効血中薬物濃度が維持できるように，医療関係者・患者・家族が協力して，適正な使用で薬剤耐性を防止することが重要である．

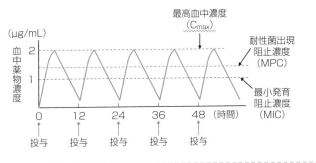

Ⅳ．抗結核薬

　抗結核薬の一次薬には2種類あり，(a)，(b)と表示されている．副作用に神経障害などがあるが，安易な服薬中止は耐性菌の原因となるので慎重に行う．

1）一次薬（a）
　イソニアジド，リファンピシン，リファブチン，ピラジナミド

2）一次薬（b）
　ストレプトマイシン，エタンブトール

3) 二次薬

レボフロキサシン, カナマイシン, エチオナミド, サイクロセリン

V. 抗真菌薬

A 分類と代表的薬物

分類		代表的抗真菌薬	特徴
細胞膜合成阻害薬	イミダゾール系	ミコナゾール, クロトリマゾール	表在性真菌症, ガンジダに適応
	トリアゾール系	イトラコナゾール, フルコナゾール	深在性真菌症, ガンジダに適応
	アリルアミン系	テルビナフィン	主に白癬
	ベンジルアミン系	ブテナフィン	外用で主に白癬
細胞膜安定化阻害薬	ポリエンマクラロライド系	アムホテシリンB	深在性真菌症, 腎障害あり
核酸合成阻害薬	フルオロピリミジン系	フルシトシン	腸管吸収良好
細胞壁合成阻害薬	キャンディン系	ミカファンギン	アスペルギルス, ガンジダに適応

※表中の赤字は国家試験によく出題される薬物

B 相互作用

イミダゾール系, トリアゾール系は, 薬物代謝酵素CYP3A4, CYP2C9, CYP2C19で代謝される併用薬の血中濃度を上昇させ, 作用を増強させる.

VI. 抗ウイルス薬

A 分類と代表的薬物

分類		代表的抗ウイルス薬	適応症
抗インフルエンザ薬	ノイラミニダーゼ阻害薬	オセルタミビル, ザナミビル, ラニナミビル	A型, B型インフルエンザ
	RNAポリメラーゼ阻害薬	ファビピラビル	新型インフルエンザ
	M2タンパク質阻害薬	アマンタジン	A型インフルエンザ
抗ヘルペスウイルス薬 よくでる		アシクロビル, バラシクロビル	単純疱疹, 帯状疱疹, 口唇ヘルペス

※表中の赤字は国家試験によく出題される薬物

分類		代表的抗ウイルス薬	適応症
抗サイトメガロウイルス (CMV) 薬		ガンシクロビル，バルガンシクロビル	CMV感染症
HIV感染症治療薬	ヌクレオチド系逆転写酵素阻害薬	テノホビルジソプロキシル，エムトリシタビン	HIV感染症/AIDS
	非ヌクレオチド系逆転写酵素阻害薬	リルピビリン，エファビレンツ	
	インテグラーゼ阻害薬	ラルテグラビル，エルビテグラビル	
	プロテアーゼ阻害薬	ダルナビル，リトナビル，アタザナビル	
	CCR5阻害薬	マラビロク	
慢性ウイルス性肝炎治療薬	逆転写酵素阻害薬	エンテカビル，ラミブジン，アデホビル	B型肝炎
	RNA依存性RNAポリメラーゼ	リバビリン	C型肝炎
	直接型抗ウイルス薬	シメプレビル	

Ⅶ. 抗寄生虫薬

	感染症名	治療薬
原虫感染症	マラリア	キニーネ，メフロキン，アトバコン，プログアニル
	トキソプラズマ症	スピラマイシン，スルファジアジン，ピリメタミン
	アメーバ赤痢	メトロニダゾール，チニダゾール
	膣トリコモナス症	メトロニダゾール
蠕虫感染症	回虫症	サントニン，ピランテル
	蟯虫症	ピランテル
	鞭虫症	メベンダゾール

抗微生物薬

Chapter 13

抗腫瘍薬

Check Point

・悪性腫瘍の特性を理解する.

・抗腫瘍薬の分類・作用点を理解する.

・臨床適用と副作用を説明できる.

I. 悪性腫瘍

・細胞の遺伝子変異により発生し, 形質転換しながら発育する. 周辺組織に浸潤し, 進行期に転移して致死的となる. 遺伝因子と環境因子が組み合わされて発症する.

・**上皮性**(扁平上皮, 腺上皮など)と**肉腫**(筋, 脂肪, 骨, 結合組織など)に分類される.

・進展形式は**直接浸潤**と**転移**(リンパ行性, 血行性, 播種)がある.

II. 抗腫瘍薬

A 分類

1) 化学療法薬

代謝拮抗薬, 白金製剤, アルキル化薬, 抗腫瘍性抗生物質, トポイソメラーゼ阻害薬, 微小管阻害薬

2) 分子標的薬

抗体薬, 小分子薬

3) 免疫チェックポイント阻害薬

抗PD-1抗体薬(ニボルマブ よくでる), 抗CTLA-4抗体薬(イピリ

ムマブ)

4) ホルモン療法薬

抗エストロゲン薬（タモキシフェン），抗アンドロゲン薬（フルタミド），
アロマターゼ阻害薬（アナストロゾール）

B 抗腫瘍薬の作用点

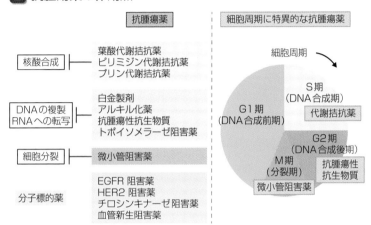

C 化学療法薬の一覧

分類		代表的薬物	特徴的な副作用
代謝拮抗薬（核酸合成阻害）	葉酸拮抗薬	メトトレキサート	
	ピリミジン拮抗薬	フルオロウラシル，テガフール，シタラビン	
	プリン拮抗薬	メルカプトプリン	
白金製剤（DNA複製・転写阻害）		シスプラチン　よくでる	嘔吐，腎障害，難聴，末梢神経障害
アルキル化薬（DNA複製阻害）		シクロホスファミド，メルファラン	
抗腫瘍性抗生物質（DNA・RNA鎖切断）	アントラサイクリン系	ドキソルビシン，ダウノルビシン	心筋障害
	その他	ブレオマイシン	肺線維症

抗腫瘍薬

分類		代表的薬物	特徴的な副作用
トポイソメラーゼ阻害薬	トポイソメラーゼI	イリノテカン	下痢
	トポイソメラーゼII	エトポシド	
微小管阻害薬	タキサン系	パクリタキセル ドセタキセル よくでる	末梢神経障害
	ビンカアルカロイド系	ビンクリスチン, ビンブラスチン	末梢神経障害

※表中の赤字は国家試験によく出題される薬物

D 化学療法薬の一般的な副作用

1) 骨髄抑制

白血球減少➡免疫低下, 血小板減少➡易出血, 赤血球減少➡貧血

2) 皮膚障害

脱毛

3) 消化管障害

口内炎, 下痢, 悪心・嘔吐

E 分子標的薬

増殖因子受容体の結合やそのシグナル伝達系を阻害する.

1) EGFR阻害薬

セツキシマブ（抗体薬）よくでる,
ゲフィチニブ（EGFRチロシンキナーゼ阻害薬）よくでる

2) HER2阻害薬

トラスツズマブ（抗体薬）, ラパチニブ（HER2チロシンキナーゼ阻害薬）

3) 血管新生阻害薬

ベバシズマブ（抗VEGF抗体薬）, ソラフェニブ（VEGFRチロシンキナーゼ阻害薬）

4) 非受容体型チロシンキナーゼ阻害薬

イマチニブ

F 免疫チェックポイント阻害薬

　過剰な免疫反応を抑制する機能で，T細胞に**免疫チェックポイント分子**（PD-1，CTLA-4）が発現している．**PD-1**に対して**PDL-1**が，**CTLA-4**に対して**CD80/CD86**が結合することで抑制している．がん細胞もPDL-1やCD80/CD86が発現し，T細胞からの攻撃を逃れて増殖する機序でもある．

・**抗PD-1抗体薬**（PD-1とPDL-1の結合を阻害する）

　ニボルマブ，ペムブロリズマブ

・**抗CTLA-4抗体薬**（CTLA-4とCD80/CD86の結合を阻害する）

　イビリムマブ

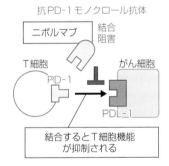

抗PD-1モノクロール抗体

ニボルマブ　結合阻害

T細胞　　　　がん細胞

PD-1

PDL-1

結合するとT細胞機能が抑制される

74

CHECK!　抗腫瘍薬の作用点と代表的な薬物名

・抗腫瘍薬に関する国試出題がしだいに増えてきているので，代表的な薬物名とその作用点はチェックする必要がある.
・分子標的薬の抗体薬（<u>monoclonal antibody</u>）は，～マブ（-mab）と命名されていて，注射投与である．一方，小分子薬はリン酸化酵素（<u>kinase</u>）の阻害薬（<u>inhibitor</u>）であることから，～ニブ（-nib）と命名されていて経口投与される.

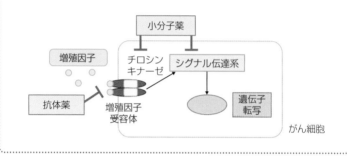

コラム：がんの薬物療法によって口腔に発生する有害事象

・顎骨壊死：骨転移治療薬の**デノスマブ**，**ゾレドロン酸**にみられる
・味覚障害：**フルオロウラシル**，**パクリタキセル**，**シスプラチン**，**ビンクリスチン**
・口腔粘膜炎：程度や頻度の差はあれ，すべての化学療法薬にある

抗腫瘍薬

Chapter 14

代謝改善薬，ビタミン

Ⅰ. 骨代謝

A 生体内におけるカルシウム調節

・血中カルシウムイオン（Ca^{2+}）低下を感知すると，副甲状腺ホルモン（PTH）が産生遊離され，骨からCa^{2+}を遊離し，腎尿細管からCa^{2+}の再吸収を促進する．PTHによって腎で活性型に変換したビタミンD_3が，腸管からのCa^{2+}の吸収を促進して，血中Ca^{2+}レベルを回復させる．

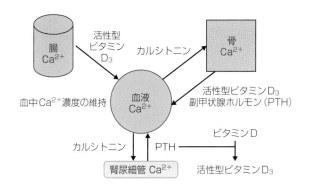

代謝改善薬

・血中 Ca^{2+} が上昇を感知すると，甲状腺からカルシトニンが産生遊離され，Ca^{2+} を骨に沈着させる一方で，腎尿細管からの Ca^{2+} 再吸収を抑制して，血中 Ca^{2+} レベルを回復させる．

B 骨リモデリング

・骨は吸収と形成を繰り返して，組織の更新（リモデリング）を行っている．支持器官の機能維持と生体内電解質（Ca, P）のバランス維持の役割を担っている．

・破骨細胞が骨を分解・吸収し，骨芽細胞がそこに新たな骨を形成する．

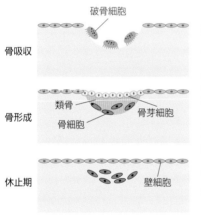

C 骨粗鬆症とその治療

・骨吸収が骨形成を上まわり，骨量が減少する病態で，その主な原因は閉経と加齢である（原発性）．続発性ではステロイドの長期投与などがある．

・閉経女性はエストロゲン減少により骨吸収が亢進する高代謝回転型で，加齢の場合は骨形成能の低下する低代謝回転型である．

・食事療法（Ca, ビタミンD・K摂取），運動療法，薬物療法により，骨密度を維持し骨折を予防する．

Ⅱ. 骨粗鬆症治療薬

A 分類と作用点

1) 骨代謝調節薬

・ビタミンD_3製剤，ビタミンK_2製剤，カルシウム製剤

2) 骨吸収抑制薬

・ビスホスホネート 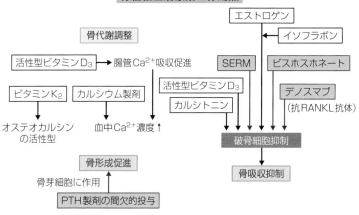 よくでる

・SERM，抗RANKL抗体，エストロゲン製剤，カルシトニン製剤，
　イソフラボン製剤

3) 骨形成促進薬

・PTH製剤（テリパラチド）

骨粗鬆症治療薬の作用点

B 主要な骨粗鬆症治療薬の特性と副作用

（1）ビスホスホネート（ビスホスホン酸）

薬物名：リセドロン酸，ミノドロン酸，アレンドロン酸 よくでる，
　　　　エチドロン酸

特性：ヒドロキシアパタイトに親和性が高く，破骨細胞に取り込まれ，
　　　骨吸収活性を強く抑制する． よくでる

副作用：食道潰瘍を生じやすいため，服用後30分は臥床を避ける．

注意点：薬物や飲食物中の金属イオン（Ca, Mg, Fe, Al）とキレートを形成して，腸管から吸収されなくなるため，併用は避ける．

CHECK! ビスホスホネートによる顎骨壊死 よくでる

骨粗鬆症やがんの骨転移の治療にビスホスホネートを投与されている患者の一部が，抜歯やインプラント埋入などの侵襲的歯科処置を受けたことが引き金となり，顎骨壊死を発症することがある．現時点で，病態が十分解明されておらず治療法もないために，問診で投与の有無を確認して侵襲的処置を回避することが大切である．抗RANKL抗体投与患者でも顎骨壊死が報告されている．

（2）SERM（選択的エストロゲン受容体モジュレーター）

薬物名：ラロキシフェン，バゼドキシフェン

特性：破骨細胞にはアゴニストとしてエストロゲン様の骨吸収抑制作用をもつが，乳腺・子宮にはアンタゴニストとして作用する（乳がん・子宮体がんリスクを抑制する）．

副作用：静脈血栓塞栓

（3）ビタミンD₃製剤

薬物名：（活性型）カルシトリオール，アルファカルシドール
（誘導体）エルデカルシトール

特性：腸管からのCa²⁺吸収を促進，副甲状腺からのPTH分泌抑制，破骨細胞機能を抑制

禁忌：高カルシウム血症，妊婦・授乳婦

（4）PTH製剤（遺伝子組換え製剤）

薬物名：テリパラチド

特性：**間欠的投与**により，骨芽細胞の分化のみ促進し，骨吸収は起こらず骨形成が促進する．

禁忌：骨腫瘍，高カルシウム血症，妊婦

代謝改善薬

コラム：PTH製剤（テリパラチド）による骨形成促進

　　PTHが持続的に作用すると骨吸収は促進されるが，低容量のPTH製剤を間欠的に投与することによって骨形成は促進する．骨芽細胞の反応は，骨形成優位な代謝回転の亢進に始まり，その後に骨吸収が遅れて促進する．このタイムラグ（アナボリックウインドウ）を利用して，間欠的投与で骨形成を優位に発現させて骨量回復に結びつける．

(5) ビタミンK$_2$製剤

薬物名：メナテトレノン

特性：骨基質オステオカルシンのGla化（γ-カルボキシル化）で活性化し，骨代謝を維持する．

禁忌：ワルファリン投与患者

注意：脂溶性のため，胆汁による吸収率促進を期待して，食後に服用する．

(6) 抗RANKL抗体　よくでる

種類：デノスマブ

特性：RANKLに特異的に結合し，破骨細胞の成熟を阻害して，骨吸収を抑制する．

副作用：低カルシウム血症，顎骨壊死を引き起こすことがある．

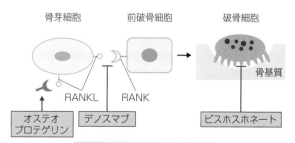

破骨細胞機能抑制薬の相違点

代謝改善薬

Ⅲ. ビタミンの生理作用と欠乏症

	名称	別名	生理作用	欠乏症	過剰症
脂溶性	ビタミンA	レチノール	視覚光感受性増加, 増殖分化誘導	夜盲, 粘膜上皮角化	脱毛
	ビタミンD	コレカルシフェロール	骨形成促進, 単球分化増殖促進	くる病, 骨軟化症	高Ca血症
	ビタミンE	トコフェロール	抗酸化因子		
	ビタミンK	メナテトレノン	血液凝固因子の合成, 骨形成促進	低プロトロンビン血症	核黄疸
水溶性	ビタミンB₁	チアミン	糖代謝	脚気, ハンセン(Hansen)病	
	ビタミンB₂	リボフラビン	脂質代謝	口角炎, 皮膚炎	
	ビタミンB₆	ピリドキシン	アミノ酸代謝	鉄芽球性貧血	
	ビタミンB₁₂	シアノコバラミン	DNA合成	悪性貧血	
	ビタミンC	アスコルビン酸	酸化還元系	壊血病	
	ナイアシン	ニコチン酸	抗ペラグラ因子	ペラグラ皮膚炎	

※表中の赤字は骨代謝や骨粗鬆症治療と密接なビタミンとその生理作用

Chapter 15

止血薬，抗血栓薬

Check Point

- ・止血・血栓・線溶の機序(血小板凝集系，血液凝固系，線溶系)を理解する.
- ・止血薬(全身性，局所性)の特性を説明できる.
- ・抗血栓薬(抗血小板薬，血液凝固阻害薬，血栓溶解薬)の分類と作用点を説明できる.
- ・臨床適用と副作用を説明できる.
- ・薬物相互作用を説明できる.

I. 止血・血栓・線溶の機序

A 血小板凝集系

　剥離された血管内皮細胞下の結合組織に血小板が粘着・凝集して，一次止血反応が起こる.

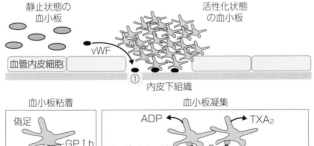

①剥離した内皮細胞下の組織にvWF(フォンビルブランド因子)が結合する.
②vWFに血小板の糖タンパク質GPⅠbが結合する(血小板粘着).
③血小板のGPⅡb/Ⅲaがフィブリノーゲンで架橋される(血小板凝集).

B 血液凝固系

　血液凝固因子が次々に活性化され，最終的にトロンビンが血漿中のフィブリノーゲンを不溶性のフィブリンにする．析出したフィブリン網が，凝集した血小板上に強固な血栓を形成して，二次止血反応が終結する．

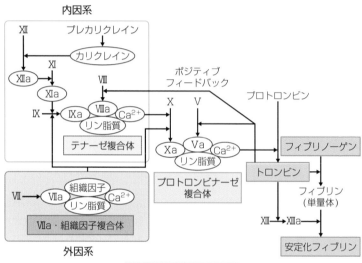

血液凝固系カスケード

C 創傷部の修復過程

　凝集血小板から遊離された血小板由来増殖因子（PDGF）が，血管平滑筋の増殖を促進する．一方，線維芽細胞は析出したフィブリン網を足場に，増殖因子（bFGF）によって増殖して，創傷部位を修復する．

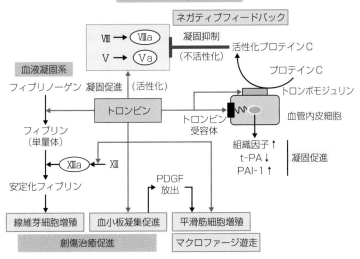

トロンビンの多彩な作用

D 線溶系

　創傷部の再生後にはフィブリン塊は不要で, 溶解して排除す必要がある. プラスミノーゲン活性化因子 (PA) が血漿中のプラスミノーゲンをプラスミンに変換して, フィブリン塊を溶解し消失する.

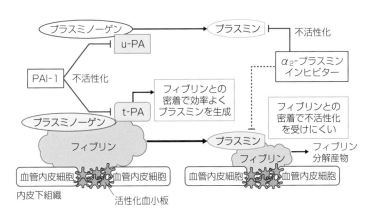

Ⅱ. 止血薬

A 全身性止血薬

(1) 血管強化薬

　カルバゾクロム

(2) 凝固促進薬 よくでる

　ビタミンK製剤

　➡ビタミンK欠乏症に有効だが，作用発現は遅いために，緊急時には無効である．

> 💡 CHECK!
>
> ビタミンKはγ-グルタミルカルボキシラーゼのコファクターで，凝固因子の合成に必須．

(3) 血液凝固因子製剤

　第Ⅷ因子 よくでる（血友病A），第Ⅸ因子 よくでる（血友病B），濃縮血小板

(4) 抗線溶薬

　トラネキサム酸

　➡プラスミノーゲンのフィブリン結合を阻害し，プラスミン作用を抑制

B 局所性止血薬

(1) 酸化セルロース

　血液を吸収・膨潤して，血液凝固を促進する．

(2) ゼラチン

　変性コラーゲンで，創傷部に強く付着して血液凝固を促進．液化吸収される．

(3) トロンビン

　フィブリノーゲンからフィブリンを生成する．

局所使用に限定される．特定生物由来製品である．  よくでる

(4) 塩化アルミニウム

組織や血管に対する収斂作用による止血効果．

(5) アルギン酸ナトリウム

フィブリノーゲンに作用して，フィブリン形成を促進．血小板凝集の促進．

(6) アドレナリン

末梢血管の収縮による止血作用．

Ⅲ. 抗血栓薬

A 血小板凝集阻害薬

(1) ADP受容体拮抗薬

チクロピジン，クロピドグレル

(2) シクロオキシゲナーゼ阻害薬

アスピリン よくでる（血小板凝集による冠動脈狭窄，心筋梗塞，アテローム血栓性脳梗塞の予防に使用）

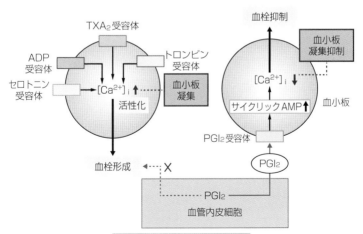

血小板の凝集と抑制の機序

(3) トロンボキサン（TXA$_2$）合成酵素阻害薬

　オザグレルナトリウム

(4) プロスタサイクリン（PGI$_2$）安定誘導体

　ベラプロストナトリウム

(5) ホスホジエステラーゼ阻害薬（サイクリックAMP上昇）

　シロスタゾール，ジピリダモール

(6) セロトニン（5-HT$_2$）受容体拮抗薬

　サルポグレラート

B 血液凝固阻止薬

(1) ヘパリン

　ヘパリンナトリウム，ヘパリンカルシウム　🎯 よくでる

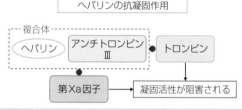

ヘパリンの抗凝固作用

ヘパリンはアンチトロンビンⅢと複合体を形成すると，トロンビンだけでなく第Xa因子にも結合して活性を阻害する

ヘパリンの抗凝固作用にはアンチトロンビンⅢが不可欠

(2) 低分子ヘパリン（凝固活性の阻害は第Xa因子＞トロンビンとなる）

　ダルテパリン

(3) 第Xa因子阻害薬（アンチトロンビンⅢ依存性）

　フォンダパリヌクス

(4) 抗トロンビン薬

　アルガトロバン

(5) 経口抗凝固薬

　ワルファリン

➡ビタミンK代謝拮抗物質（ビタミンK活性化阻害）として，凝固因子
の生成を阻害

CHECK!

・ワルファリンの作用発現には24〜48時間必要.
・ビタミンK含有食品（納豆），栄養剤との併用禁忌 よくでる

CHECK! ワルファリンとNSAIDsの相互作用 よくでる

ワルファリン服用患者がNSAIDsを併用すると，NSAIDsのアルブミン結
合性のほうがワルファリンよりも強いために，結合していたアルブミンか
ら遊離されて，活性型となり過剰作用で出血しやすくなる（血漿タンパク
質結合の競合）．

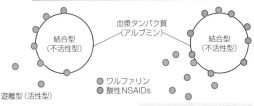

新規経口抗凝固薬（NOAC）：ワルファリンのような薬物相互作用，ビタ
　ミンK含有食品の摂取制限，モニタリングなどの必要性がない経口抗
　凝固薬として現在使用されている．
(6)（経口）直接的Xa因子阻害薬
　　リバーロキサバン，アピキサバン，エドキサバン
(7)（経口）直接的トロンビン阻害薬
　　ダビガトラン

88

 コラム：内因系検査（APTT）と外因系検査（PT）からわかること

 よくでる | フィブリン形成時間の延長から推定される病態・疾患 |

（Activated Partial Thromboplastin Time ）

● | 活性化部分トロンボプラスチン時間（APTT） | ▶▶▶ | 内因系を反映 |

血友病 よくでる
von Willebrand病
ヘパリン投与時

クエン酸加血漿にリン脂質と陰性荷電体を添加後加温し，Ca^{2+}を加えフィブリンが形成するまでの時間．基準値：27〜40秒

（Prothrombin Time）

● | プロトロンビン時間（PT） | ▶▶▶▶▶▶▶▶▶▶▶▶▶▶▶ | 外因系を反映 |

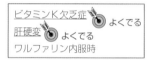
ビタミンK欠乏症 よくでる
肝硬変 よくでる
ワルファリン内服時

クエン酸加血漿に組織トロンボプラスチンとCa^{2+}を加えて，フィブリンが形成するまでの時間．基準値：10〜12秒

C 血栓溶解薬

（1）ウロキナーゼ型プラスミノーゲン（u-PA）活性化因子

　ウロキナーゼ

（2）組織型プラスミノーゲン（t-PA）活性化因子

　アルテプラーゼ，モンテプラーゼ

止血薬，抗血栓薬

Chapter 16

齲蝕予防薬

Check Point
・フッ化物による歯質の齲蝕抵抗性を理解する.
・代用糖が齲蝕原性細菌に利用されないことを理解する.

I. フッ化物

A フッ化物による齲蝕予防機序

・歯のエナメル質・象牙質のヒドロキシアパタイト結晶に取り込まれて, **フルオロアパタイトを形成し, その耐酸性を強めることで齲蝕抵抗性を高める.** よくでる
・初期齲蝕の脱灰部位の再石灰化を促進する.

B フッ化物の吸収・分布・蓄積・排泄

・経口摂取されたフッ化ナトリウムは, 上部消化管から速やかに吸収される. 難溶性のフッ化カルシウムは, 吸収されにくい.
・フッ素 (F⁻) は硬組織と親和性が高いので蓄積する. 長管骨の骨内膜側・象牙質の歯髄近傍・エナメル質表層部は, 濃度が高い.
・硬組織に沈着しなかったフッ素は, 24時間で90%が腎排泄される. 消化管吸収されなかったフッ素は糞便中に排泄される.

C フッ化物の毒性

1) 急性毒性

・誤飲による**急性毒性**は，悪心・嘔吐・腹痛・下痢などの消化管刺激症状（胃酸のH^+とF^-からHFを形成して刺激物質となる），続いて四肢の知覚異常・けいれん・筋強直などの神経症状（血中Ca^{2+}と反応してCaF_2となり，血中Ca^{2+}濃度が低下するため）が生じる．

・さらに血圧低下・脈拍数減少などの循環器症状（血中Ca^{2+}濃度低下に起因）が現れる．重篤な場合には，呼吸麻痺や心停止に至る．

・救急処置はフッ化ナトリウムが消化管から吸収されるのを抑制するため，牛乳やグルコン酸カルシウムを投与して，難溶性（吸収されない）のフッ化カルシウムを形成させる．

2) 慢性毒性

・一定濃度の以上の長期間摂取による**慢性毒性**は，斑状歯（エナメル質形成不全）や骨フッ素症（骨硬化病変）を生ずる． ◎よくでる

・靱帯の石灰化が進行すると，関節の痛みや運動制限がみられる運動障害性フッ素症となる．

D フッ化物の適用法

1) 全身的応用

・水道水へのフッ化物添加により，齲蝕の発生率を抑制し，歯のフッ素症の発生率も抑える．

・フッ素濃度は，1ppmとされる（厚生労働省令では，水道水中のフッ素濃度を0.8 ppm以下に定めている）．

2) 局所的応用

(1) フッ化物洗口

0.05%フッ化ナトリウム溶液を毎日1回, 0.2%フッ化ナトリウム溶液を毎週1回用いる.

(2) フッ化物歯面塗布

2%フッ化ナトリウム溶液を塗布して, エナメル質にフッ素を取り込ませる.

(3) フッ化物配合歯磨剤

フッ化ナトリウム, モノフルオロリン酸を配合した歯磨剤を使用する. フッ化物配合歯磨剤は医薬部外品 ⊚ よくでる として位置づけられている.

II. 代用糖

A 齲蝕原性細菌と糖の関係

・齲蝕原性細菌である *S. mutans* は, スクロース（砂糖）[グルコースとフルクトースの *a*-1, *a*-2結合] のみから, プラーク形成に必要な粘着性の菌体外多糖体を合成・分泌している.

・スクロースを摂取しなければ, 齲蝕の発症を回避できると考えられる.

・齲蝕原性細菌が酸を産生できず, 菌体外多糖体合成の基質として利用できない甘味物質が代用糖として使用されている.

B 代用糖の種類と特性

1) キシリトール

S. mutans に取り込まれ代謝された物質が, 解糖系を阻害して酸産生を抑制する. 糖アルコールで, 甘味はスクロースと同程度. 一度に多量摂取すると下痢をしやすい.

2) ソルビトール

スクロースの60%の甘味の糖アルコール. 糖尿病患者の代用糖に利用する.

3) イソマルチュロール

グルコースとフルクトースの結合様式が異なる糖である.

4) カップリングシュガー

スクロースにグルコースを結合させた糖である.

5) ネオシュガー

スクロースにフルクトースの重合体を結合した糖である.

6) アスパルテーム

アスパラギン酸とフェニルアラニンの化合物で, 甘味はスクロースの150倍である.

CHECK! 食物・薬物による齲蝕の予防は2つ

①フッ化物で歯質の齲蝕抵抗性を強化すること.
②砂糖を代用糖に置換して, 齲蝕原性細菌の多糖体合成を阻害してプラーク形成を抑制すること.

和漢薬（漢方薬）

Check Point

・漢方医学の特徴について概説できる（生薬，漢方薬，証，陰陽論，八綱）．
・現代医療における漢方薬の役割について説明できる．
・歯科領域で使用される代表的な漢方薬を理解する．
・漢方薬の適用上の注意点と副作用を説明できる．

I．漢方医学

A 生薬，和漢薬，漢方薬

	定義	特徴
生薬	天然物（植物の根，花，葉，種が主であるが動物，昆虫，鉱物もある）に乾燥・粉砕・抽出などの加工を施したもの	民間薬や漢方薬の原料として使用 生薬は複数の有効成分を含有
和漢薬	日本固有の生薬（和薬）と漢方由来の生薬（漢薬）の総称	
漢方薬	複数の生薬を組み合わせたもの	一つの有効成分を基本としている 一般医薬品の処方とは異なる

B 証の決定：陰陽・虚実・寒熱・表裏

漢方医学では患者の状態・症状を「**証**」といい，西洋医学とは異なる考え方・概念に基づいて治療する．**患者の症状だけでなく体質も考慮して，生薬の組み合わせを調節して処方するため，同一疾患でも処方される方剤は患者ごとに異なる**．

証の決定は，漢方医学理論（陰陽論・八綱など）から行う．

・**陰陽論**：すべてのものは陽と陰に分類されるという考えである（ただし，固定したものではなく流動的）．

　　　陽：明るさ・温かさ・外に向かうなど

　　　陰：暗さ・冷たさ・内に向かうなど

・**八綱**：「証」を虚実・寒熱・表裏で分類する概念

	陽		陰
実	体力，抵抗力が十分ある	虚	体力，抵抗力が不足している
熱	ほてり，便秘，口渇などの症状	寒	顔面蒼白，軟便，頻尿などの症状
表	悪寒，発熱，関節痛など体表面の症状	裏	腹痛，便秘，下痢など身体内部の症状

C 通常の薬物治療と漢方薬治療の相違

成人の感冒の初期症状に用いる治療薬を例に対比

通常の薬物治療	漢方薬治療（虚実，寒熱，表裏で使い分ける）	
	実証（体力がある）の場合	**虚証**（体力がない）の場合
発熱：アセトアミノフェン　　　　NSAIDs	発熱・悪寒を伴い発汗がない状態 → **麻黄湯**	自然発汗を伴っている状態　　　　　　　　 → **桂枝湯**
鼻汁：抗ヒスタミン薬	発汗がなく肩・首筋の張り，頭痛を伴う状態 → **葛根湯**　　身体を温めて**発汗を促す**	身体を温めて**過剰な発汗を抑える**

このように感冒という同一疾患でも，証により複数の異なる漢方処方があり（**同病異治**），逆に1つの処方が現代医学的には別の疾患とされるものに対しても用いられる（**異病同治**）．

Ⅱ. 医療における漢方薬の役割

　不定愁訴など検査で原因が捉えられない全身倦怠感・動悸・ふらつき・肩こりなど多くの訴えに対して，「心は身体と一体である（心身一如）」との立場から，バランスの乱れた心身の状態を整えて正常に戻すことを目的にする治療である．症状の緩和とともに体質改善によって再発予防を目的とする．

歯科領域で使用される代表的な漢方薬

口腔疾患	方剤	適応
歯痛，抜歯後疼痛	立効散（リッコウサン）	歯痛・抜歯後の軽度な疼痛の鎮痛に使用（難抜歯等の強い疼痛は効果が期待できない）． 粘膜部位の疼痛にも有効で，しばらく口に含んだ状態にしてから服用すると効果的である． NSAIDsを使用できない患者にも適用が可能である．「証」を限定せず用いることができる．
口内炎	半夏瀉心湯（ハンゲシャシントウ）	胃もたれや悪心があり，腹がぐるぐる鳴り下痢しやすく，舌苔は厚く白黄色傾向の患者の口内炎に効果がある．
	黄連湯（オウレントウ）	体力は中等度で，冷え性で腹痛を起こしやすいが胃腸障害は強くなく，舌苔は黄白でベタつきがあり，舌根部でやや厚い傾向で口臭を伴う患者の口内炎に効果がある．
	茵蔯蒿湯（インチンコウトウ）	便秘傾向でイライラがあり，胃腸障害が強く，口に粘り気や苦味を感じやすく，舌は紅色で乾燥して舌苔が多く黄色でベタつきがある患者の口内炎に効果がある（冷え性ではない状態）．
口腔乾燥症	五苓散（ゴレイサン）	尿量が少なく，めまい，体が重く感じ，舌は湿潤して舌苔が白くベタつきがある患者の口腔乾燥症に効果がある．
	白虎加人参湯（ビャッコカニンジントウ）	体がほてり疲れやすく，多汗で脱水傾向にあり，軽度の寒気がして，舌は乾燥して舌苔が白や黄色の患者の口腔乾燥症に効果がある．
歯周炎	排膿散及湯（ハイノウサンキュウトウ）	疼痛を伴う化膿した患部の排膿を目的に用いる．歯肉が紫色で，腫脹疼痛があり膿汁の漏出がある場合に適応である．舌は淡紅色で，舌苔が白色や微黄色の傾向が多い． 抗菌薬との併用も有効である．

和漢薬

Ⅲ. 漢方薬の適用上の注意点と副作用

A 漢方薬の服用方法（漢方エキス顆粒製剤が多用されている）

　基本的には**食前**（食事の30分前）または**食間**（食事の2～3時間後）にぬるま湯で服用するのが理想である．食物と混ざることで吸収が低下するのを防止するためであるが，胃腸刺激が強いダイオウが配合されている場合などは，空腹時の服用による腹痛を回避するために食後服用が良い．

B 漢方薬による有害事象

　穏やかな作用の漢方薬でも，有害作用を生ずることがある．

生薬	関与する物質	有害事象
カンゾウ	グリチルリチン酸	偽アルドステロン症
マオウ	エフェドリン	血圧上昇，動悸，不眠，不穏
ダイオウ	センノシド類	強い下痢，反復する腹部痛，着色尿
ブシ	アコニチン，メサコニチン	心悸亢進，悪心，のぼせ，口や舌の痺れ
サンシシ	ゲニポシド	腸管膜静脈硬化症

CHECK!

・**偽アルドステロン症**
　血中アルドステロン濃度の上昇がないのに，血圧上昇・低カリウム血症などが起こる．
　初期症状：手足のこわばり，むくみ，高血圧症
　進行期症状：手足の脱力感，筋肉痛，ミオパチー（四肢のけいれん・麻痺），横紋筋融解症
　カンゾウの有効成分である**グリチルリチン酸の代謝産物**が，腎の11β-HSD2（コルチゾール不活性化酵素）を阻害することでコルチゾール作用を増強させる．コルチゾールは一部ミネラルコルチコイド受容体にも作用するために，**Na再吸収とK排泄**の作用によって，血圧上昇・低カリウム血症が生じる．
・**間質性肺炎**
　肺胞がふくらまない病態にあり，発熱・呼吸困難（吸気時）・空咳の症状がみられる．
　小柴胡湯での報告が有名で，オウゴンの関与が考えられている．

局所麻酔薬

・局所麻酔薬の分類（エステル型，アミド型）を理解する．
・局所麻酔薬の作用機序とpHの影響を説明できる．
・血管収縮薬併用の意義と局所麻酔薬の副作用・対処法を説明できる．
・アドレナリン添加局所麻酔薬と併用薬の相互作用機序を説明できる．

Ⅰ．局所麻酔薬の分類

化学構造上の特徴で代謝系が異なり，作用持続時間にも差が生じる．

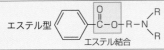

エステル型 エステル結合	アミド型 アミド結合
プロカイン，アミノ安息香酸エチル（ベンゾカイン），テトラカイン	リドカイン，プロピトカイン，メピバカイン，ジブカイン
血漿中偽コリンエステラーゼ よくでる や肝臓のシトクロームP450によって代謝されるため，作用持続時間が短い．	主に肝臓でN-脱アルキル化され，加水分解など代謝を受ける．血漿タンパク質との結合性が強く，作用持続時間が長い．
プロカインは粘膜透過性が低いため表面麻酔作用はない． よくでる プロカイン代謝物のパラアミノ安息香酸（p-aminobenzoic acid；PABA）がハプテンとなり，抗体が産生されて稀に薬物アレルギー よくでる を起こすことがある．	リドカインが臨床で最も使用される代表薬で，作用発現までの時間は5〜7分と迅速で作用も強力である．血管収縮薬アドレナリンの添加と非添加の両方の製剤がある．
アミノ安息香酸エチル（ベンゾカイン）は表面麻酔薬としてのみ使用される．	プロピトカインは血管収縮薬の添加量がリドカインよりも微量で有効である．代謝物によりメトヘモグロビン血症 よくでる（酸素運搬能力の低下で酸素欠乏）を起こすことがある．

Ⅱ. 局所麻酔薬の作用機序 よくでる

　局所麻酔薬は投与局所で，非イオン型（脂溶性）とイオン型の両方が存在する．

＜局所麻酔薬が作用を発現するための必須条件＞

①局所麻酔薬が細胞膜を通過すること（非イオン型だけが可能）

②細胞内で変換したイオン型がNa^+チャネル内側の結合部位に結合すること（イオン型だけが結合可能）

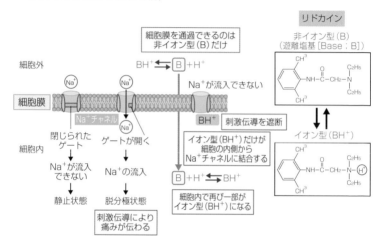

Ⅲ. 作用に影響する要因

A 投与局所のpHが局所麻酔薬の非イオン型比率を決定する

　物質の酸解離定数（pKa）とpHの関係は，Henderson-Hasselbalchの式で示され，物質のイオン型と非イオン型の比率を求めることができる．pKaは物質固有の値で，局所pHがpKaと等しい時にイオン型と非イオン型の存在比が1：1となる．

　弱塩基性薬物の場合：

$$\log（イオン型 / 非イオン型）= pKa - pH$$

例）リドカイン（pKa＝7.9），正常組織（pH＝7.4）では，pKa－pH＝7.9－7.4＝0.5でほぼlog（3/1）となり，非イオン型比（3：1）率は約25％である．一方，炎症で組織が酸性に傾く（pH＝6.9）と，pKa－pH＝7.9－6.9＝1でlog（10/1）となり，非イオン型比（10：1）率は9.09％と減少する．したがって，感染性炎症で**局所のpHが低下すると，細胞外の局所麻酔薬の非イオン型比率は減少し，細胞膜通過量も減少して局所麻酔効力は低下する**．

また，pKaが大きいほどイオン型比率が高くなる（pKaが小さいほど非イオン型［脂溶性］が多くなる）．

分類	一般名	pKa	固有効力	毒性	適用
エステル型	プロカイン	8.9	0.26	0.47	浸潤，伝達，　　　硬膜外
	アミノ安息香酸エチル	2.9			表面
アミド型	リドカイン	7.9	1	1	表面，浸潤，伝達，脊髄，硬膜外
	メピバカイン	7.6	1	1	浸潤，伝達，　　　硬膜外
	プロピトカイン	7.8	0.65	0.77	表面，浸潤，伝達

（固有効力，毒性はリドカインを1とした比較）

アミノ安息香酸エチル（ベンゾカイン）は脂溶性が高くイオン型にならないので，Na^+チャネル結合部位には直接作用せず，細胞膜中に入り込むことで細胞膜を膨張させて，Na^+チャネルを圧迫し阻害するとされている．

B 疼痛刺激と麻酔効果

神経細胞膜上のNa^+チャネルは刺激によって脱分極して活性化状態になる．局所麻酔薬は静止状態のNa^+チャネルに比べ，活性化状態とその後の不活性化状態のNa^+チャネルへの結合性が高いので，**疼痛刺激で活動頻度が上昇している神経は優先的に麻酔効果が発現しやすい**．局所麻酔薬の作用は非特異的で，疼痛を伝える知覚神経だけではなく，温覚・触覚を伝える知覚神経や自律神経や運動神経，さらには中枢神経，心筋や神経接合部などのNa^+チャネルにも作用する．そのため感覚麻痺や運動麻痺もきたすことになるが，**疼痛刺激で活動頻度が上昇している知覚神経は他の神経よりも素早く局所麻酔効果が得られる**．

C 血管収縮薬の併用

　局所麻酔の維持には，局所麻酔薬が毛細血管経由で消失するのを抑制して局所に貯留させる必要がある．血管収縮薬アドレナリン（$α_1$受容体を介する血管平滑筋収縮作用）の併用の意義は，

　①局所麻酔作用時間の延長

　②局所麻酔薬の全身性毒性の減少

　③手術局所の止血

であるが，創傷部への血流低下により低酸素障害・組織壊死を引き起こしやすくなるので注意が必要である．

　血管収縮薬添加局所麻酔薬は**リドカイン**と**プロピトカイン**の2種類のみ．血管収縮薬は**アドレナリン**と**フェリプレシン**の2剤．

Ⅳ. アドレナリン添加局所麻酔薬の原則禁忌

疾患名	機序
狭心症	$β_1$作用で心筋の酸素需要量が増大する
高血圧症	$α_1$作用と$β_1$作用で血圧が上昇する
糖尿病	$β_2$作用によって血糖が上昇する
甲状腺機能亢進症	甲状腺ホルモンが$β_1$受容体を増加し，カテコールアミン作用を増強する（動悸・頻脈）

アドレナリン禁忌症の場合の血管収縮薬 よくでる

　血管収縮性ポリペプチドである**フェリプレシン**配合の局所麻酔薬を使用する．フェリプレシンは局所血管を収縮するが全身循環には影響を与えない．

V．局所麻酔薬の副作用と対処法

A 副作用の原因と症状

	原因	症状
局所	血管収縮薬で血流が低下したことによる	・刺入部位に潰瘍，壊死の発生（組織障害）
全身	麻酔操作に関連する神経性のもの	・疼痛性ショック（脳貧血，失神）［迷走神経反射 🎯よくでる］ ・過換気症候群
	循環血中に局所麻酔薬が吸収されたことによる（局所麻酔薬中毒 🎯よくでる）	・循環器系（血圧低下，徐脈，ショック状態） ・中枢神経系 🎯よくでる（初期に興奮 🎯よくでる，その後に抑制）
	過敏症（アレルギー反応）によるもの	・アレルギー性皮膚炎，喘息 ・アナフィラキシーショック

B 対処法

病態	症状	対処法・治療法
迷走神経反射 🎯よくでる	迷走神経の過活動で心拍抑制，徐脈 🎯よくでる，血圧低下を来す自律神経反射（M2アセチルコリン受容体を介する反応）．疼痛，空腹，立位，疲労，精神的ショックなどが引き金となる．反射が高度の場合は脳血流減少による失神発作を来す．	アトロピン静注 🎯よくでる 昇圧薬静注
過換気症候群	不安，緊張，恐怖などの心理的要因で，換気が亢進し血中炭酸ガス分圧が低下して，呼吸性アルカローシスをきたす．手足のしびれ感，胸部絞扼感，意識障害となる．チアノーゼはなく予後良好．	口鼻に紙袋をかぶせて呼気を吸わせ炭酸ガス分圧を上昇させる．ジアゼパム静注
局所麻酔薬中毒	血管内への誤注射で血中局所麻酔薬濃度が上昇する．中枢神経症状（悪心，嘔吐，多弁，不穏，振戦），呼吸器症状（呼吸抑制），循環器症状（血圧低下，徐脈，不整脈），四肢，顔面の振戦が特徴的で，全身けいれんへ移行，心停止 🎯よくでる に至ることもある．	ジアゼパム静注 酸素 アドレナリン投与 🎯よくでる

病態	症状	対処法・治療法
アレルギー反応	エステル型が多く，代謝物質のパラアミノ安息香酸（PABA）がハプテンとなり，抗体が産生されて起こる．保存薬のメチルパラベンで起こることもある． 皮膚紅斑，喘息，アナフィラキシーショック よくでる	アドレナリン よくでる， 副腎皮質ステロイド よくでる

ベンゾジアゼピン系薬物（ジアゼパム静注）の目的
・過換気症候群の際の治療 → **抗不安作用**
・局所麻酔薬中毒時の全身けいれんの際の治療 → **抗けいれん作用**

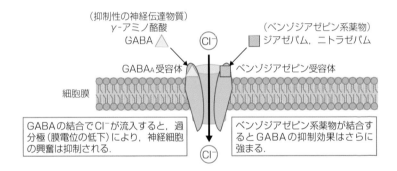

C メトヘモグロビン血症 よくでる

赤血球内ヘモグロビンの Fe^{2+} が酸化されて Fe^{3+} になり，酸素結合・運搬能力が失われ，血中メトヘモグロビンが1〜2％以上に増加して酸素欠乏になった状態で，**プロピトカイン代謝物質**で起こることがある．
（治療：**メチレンブルー** よくでる 静注［ヘモグロビンの Fe^{3+} を Fe^{2+} に還元する］，**酸素投与** よくでる，アスコルビン酸）

VI. アドレナリン添加局所麻酔薬の薬物相互作用 🎯よくでる

併用薬	機序	症状
三環系抗うつ薬（イミプラミンなど）	シナプス間隙のノルアドレナリンを増加	血圧上昇
MAO阻害薬	シナプス小胞内のノルアドレナリンを増加	血圧上昇
抗精神病薬 （統合失調症治療薬）🎯よくでる ブチロフェノン系（ハロペリドールなど） フェノチアジン系（クロルプロマジンなど）	α_1受容体遮断作用があるためにアドレナリンのα_1受容体遮断でβ_2作用が増強	血圧低下
非選択的β遮断薬 （プロプラノロール🎯よくでる）	β_2受容体遮断作用でアドレナリンのα_1作用が増強	血圧上昇

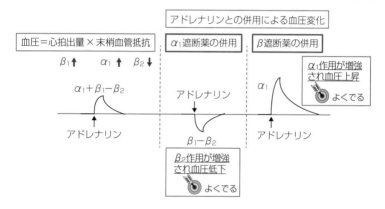

アドレナリンとの併用による血圧変化

血圧＝心拍出量×末梢血管抵抗

$\beta_1 \uparrow$　　$\alpha_1 \uparrow$　$\beta_2 \downarrow$

$\alpha_1 + \beta_1 - \beta_2$

アドレナリン

α_1遮断薬の併用

アドレナリン

$\beta_1 - \beta_2$

β_2作用が増強され血圧低下 🎯よくでる

β遮断薬の併用

α_1作用が増強され血圧上昇 🎯よくでる

α_1

アドレナリン

CHECK!　リドカインの局所麻酔薬以外の臨床適用
　　　　　（不整脈治療薬🎯よくでる）

　リドカインは頻脈性不整脈の中でも，**心室性期外収縮の治療**🎯よくでるに用いられる．

　Na^+チャネル遮断薬は心筋細胞の**活動電位の立ち上がり**を遅らせることで，興奮伝導速度を低下させて頻脈を改善に導く．リドカインはクラスⅠbに分類され，活動電位持続時間を短縮させる特徴がある．

　心筋収縮力の低下作用は比較的弱いために，重篤な不整脈の誘発も少ない．

1) 大谷啓一監修. 現代歯科薬理学, 第6版. 医歯薬出版, 2018.
2) 田中千賀子, 加藤隆一ほか編. NEW薬理学, 第7版. 南江堂, 2017.
3) 菱沼 滋. 新図解表説 薬理学・薬物治療学, 第3版. TECOM, 2022.
4) Rang HPほか, 樋口宗史, 前田一隆監訳. ラング・デール薬理学. 西村書店, 2011.
5) Leullmann Hほか, 佐藤俊明訳. カラー図解 これならわかる薬理学. メディカル・サイエンス・インターナショナル, 2006.
6) 鹿取 信. 炎症とプロスタグランジン. スタンダード・マッキンタイヤ, 1986.
7) 医療情報科学研究所編. 薬がみえる vol.1～4. メディックメディア, 2015～2021.
8) 歯科漢方医学教育協議会監修. 歯科漢方医学. 永末書店, 2018.

【著者略歴】

柏俣正典

1982年 城西大学薬学部薬学科卒業
1989年 歯学博士取得（城西歯科大学）
1996年 明海大学歯学部講師
2001年 ニューヨーク市立大学医学部 Visiting Research Associate Professor
2001年 朝日大学歯学部教授，現在に至る

田島雅道

1977年 日本大学理工学部薬学科（現 薬学部）卒業
1977年 聖マリアンナ医科大学薬理学教室助手
1980年 城西歯科大学（現 明海大学歯学部）歯科薬理学講座助手
2003年 明海大学歯学部病態診断治療学講座薬理学分野講師
2002年 朝日大学歯学部口腔感染医療学講座歯科薬理学分野非常勤講師，現在に至る

歯科国試パーフェクトマスター

歯科薬理学 第2版　　　　　　　　　ISBN978-4-263-45896-9

2018年11月10日　第1版第1刷発行
2023年 1月20日　第2版第1刷発行

著　者　柏　俣　正　典
　　　　田　島　雅　道
発行者　白　石　泰　夫

発行所　医歯薬出版株式会社

〒113-8612　東京都文京区本駒込1-7-10
TEL. (03)5395-7638(編集)・7630(販売)
FAX. (03)5395-7639(編集)・7633(販売)
https://www.ishiyaku.co.jp/
郵便振替番号 00190-5-13816

乱丁，落丁の際はお取り替えいたします　　　　　印刷・真興社／製本・愛千製本所